Mohamed Elnur
Mohamed Medani

X-científico inteligente (1) a promiscuidade é uma via para as doenças venéreas

Mohamed Elnur
Mohamed Medani

X-científico inteligente (1) a promiscuidade é uma via para as doenças venéreas

ScienciaScripts

Imprint

Any brand names and product names mentioned in this book are subject to trademark, brand or patent protection and are trademarks or registered trademarks of their respective holders. The use of brand names, product names, common names, trade names, product descriptions etc. even without a particular marking in this work is in no way to be construed to mean that such names may be regarded as unrestricted in respect of trademark and brand protection legislation and could thus be used by anyone.

Cover image: www.ingimage.com

This book is a translation from the original published under ISBN 978-620-2-31653-8.

Publisher:
Sciencia Scripts
is a trademark of
Dodo Books Indian Ocean Ltd. and OmniScriptum S.R.L publishing group

120 High Road, East Finchley, London, N2 9ED, United Kingdom
Str. Armeneasca 28/1, office 1, Chisinau MD-2012, Republic of Moldova, Europe
Printed at: see last page
ISBN: 978-620-7-96200-6

ÍNDICE

PREFÁCIO

PELO PROF. MIRGHANI IBNOF.

(Consultor de produção animal)

Este livro é uma produção nova e única. Tanto quanto sei, é um dos primeiros livros na biblioteca sudanesa que aborda uma questão socialmente sensível num sentido e abordagem puramente científicos. O livro dirige-se a leitores acima da média em geral e a médicos e estudantes em particular. Isso explica a lógica da utilização de uma língua inglesa suburbana para evitar mal-entendidos e, consequentemente, uma utilização incorrecta ou abusiva dos conteúdos.

Durante muito tempo, a sociedade conservadora sudanesa e as suas elites foram tímidas na abordagem destas preocupações de carácter médico-social. Este fenómeno comum resultou e continuará a resultar, durante algum tempo, na ignorância dos graves impactos negativos na saúde sexual e no desempenho sexual dos nossos jovens. Muitos destes impactos podem ser enumerados e justificados. No entanto, um exemplo reflecte-se no aumento da incidência de divórcios, especialmente nas comunidades urbanas, em resultado da insatisfação sexual - abuso sexual ou violência do marido -, o que levou à desintegração da família, abrindo caminho a outros inconvenientes sexuais incontáveis.

Conheço o Dr. El-nur - o autor - há muito tempo, sendo meu chefe, colega e amigo de família. É um leitor genuíno e altamente seletivo e um observador social atento, com uma capacidade de diagnóstico apurada e uma visão profunda das questões que dizem respeito às gerações futuras. Está fortemente empenhado na construção e divulgação de conhecimentos com base em provas científicas e isso está bem expresso neste livro.

Ao apresentar este livro aos leitores, considero que não é sensato revelar o seu conteúdo ou impor opções pessoais pré-determinadas ou pré-naturais deixadas à intenção dos leitores. Este livro é composto por seis secções com 43 subsecções que abrangem uma vasta gama de termos, definições e algumas implicações. O objetivo de todas as questões levantadas é identificar as doenças causadas por informações falsas, que são comuns nas nossas sociedades jovens, incluindo os médicos.

Para os leitores que gostam do livro, é uma oportunidade de ouro para explicar mais sobre o assunto e contribuir cientificamente para o rumo social a que todos assistimos. Há uma outra oportunidade para aqueles que não gostam do livro - são bem-vindos para darem a conhecer aos leitores as suas opiniões e fornecerem conhecimentos científicos alternativos.

Para ambos os leitores, este não é um livro para dar de comer, nem um livro de entretenimento. É necessária alguma paciência e esforço por parte dos leitores para apreenderem e utilizarem o seu valioso conteúdo.

DEDICAÇÃO +

A Asha Haroon (mulher assassinada pelo tronco) cujo assassínio continua a ser um mistério intrigante? Os procedimentos dos julgamentos admiraram a minha inspiração e estimularam o meu interesse em empilhar o material deste pacote, de modo a iniciar um conhecimento sólido do comportamento sexual do zoo humano....

Dr. MOHAMED ALI ELNUR.

BVSc....UofK

DVSM...U.de EDINBURGH...

UNIVERSIDADE DE AL-IMAM AL- MAHDI.

FACULDADE DE MEDICINA E CIÊNCIAS DA SAÚDE.

DEPARTAMENTO DE MICROBIOLOGIA.

PRELUDE:

O sexo é um processo de combinação e mistura de caraterísticas genéticas que resulta num organismo especial numa variedade masculina e numa variedade feminina. A reprodução sexual envolve a combinação de gâmetas para formar uma descendência que herda caraterísticas de ambos os progenitores. O macho produz os gâmetas masculinos (espermatozóides) e a fêmea produz os gâmetas femininos (óvulos)

Os organismos que produzem gâmetas masculinos e femininos são designados hermafroditas. Deve ser claramente entendido que as diferenças físicas estão associadas aos diferentes sexos de um organismo e que este dimorfismo sexual afecta os diferentes processos reprodutivos que os sexos experimentam

O sexo é uma necessidade - uma afirmação famosa de um psiquiatra pioneiro. É um instrumento de geração através do qual os seres humanos povoam e poluem, proporcionando alívio muscular e satisfação emocional aos parceiros. O casamento é um sonho da juventude e é o caminho certo para a construção de uma família produtiva e conservadora, em paralelo com os ensinamentos islâmicos.

Neste tratado, pretendo fornecer aos profissionais e estudantes de ciências médicas um guia conciso para compreenderem e percepcionarem o seu sexo. Considero que existe uma lacuna entre os conhecimentos sexuais dos jovens e que a educação sexual é insuficiente para abordar esta área. Tento citar e resumir a informação científica de uma forma sugerida anteriormente como a fórmula de declaração de tiro para permitir uma rápida compreensão e perceção

O material pornográfico de apoio não é adequado para análise pública e é por isso que as imagens distractivas são excluídas O sexo continua a ser um conjunto complexo, sem profundidade ou dimensões definidas, e é muito difícil explorar pistas relacionadas com o sexo e é impossível fazer uma avaliação justificável de questões fundamentais relacionadas com o sexo, devido ao secretismo e à privacidade exibidos pelos doentes.

O abuso do sexo surge paralelamente à civilização humana e às interações socioeconómicas comunitárias. O mundo de hoje é uma pequena aldeia e os instrumentos e dispositivos mediáticos potenciaram

comunicação e esta situação facilita a disponibilidade e acessibilidade a material pornográfico

A orientação sexual continua a ser uma área virgem e os investigadores acreditam que a clonagem poderá explorá-la. Por outro lado, a senilidade representa o envelhecimento de ambos os sexos, com desvios de impotência e climatério para homens e mulheres, respetivamente. Temos de considerar que a natureza é um conjunto de antagonismos e que, se os idosos continuarem as suas actividades sexuais de forma dinâmica, o resultado será uma enorme confusão intolerável.

Trata-se de um momento crítico e de um período crucial para definir as dimensões de uma situação catastrófica que resulta da falta de uma educação sexual física. Os sinos tocam, os decisores pediram com veemência que se abram caminhos para a implementação da educação sexual para ambos os sexos, com especial ênfase nas grandes doutrinas islâmicas, para contrariar a invasão sexual global.

Denuncio todas as formas de sexo para além dos laços heterossexuais reconhecidos entre um marido e a sua mulher. A prática do sexo anal, do sexo no cu e do sexo oral são possíveis átrios de disseminação de doenças sexualmente transmissíveis com a repressão moral do comportamento sexual humano

Nós, os cidadãos do Sudão, gostaríamos de nos reconciliar e de nos unir à natureza da nossa terra sob um tema de amor duradouro que modela a nossa existência para corresponder à nossa coexistência nacional compatível.

O outro lado da lua é permanentemente escuro (o outro lado da lua é um livro de ficção sexual) .... NÃO VÁ LÁ????

SECÇÃO 1

PROMISCUIDADE:

É uma atividade sexual no âmbito de relações de compromisso exclusivas e é considerado um desejo sexual menos contido, uma vez que o comportamento sexual promíscuo varia entre várias culturas.

O feminismo tem um argumento tradicional - existe um duplo padrão entre a forma como os homens e as mulheres são julgados pela promiscuidade, uma vez que tanto os homens como as mulheres promíscuos são julgados com igual severidade e ambos os géneros expressam uma forte preferência por parceiros sexualmente construtivos.

A promiscuidade é retratada na literatura - televisão e... etc. É comum em muitas espécies animais e algumas espécies têm sistemas de acasalamento promíscuos, particularmente aquelas com um grande número de ninhadas, por exemplo, os cães.

PROMISCUIDADE HUMANA :-

No ser humano, a avaliação do comportamento sexual é difícil devido à forte motivação social e pessoal e os resultados da investigação geraram uma prevalência de doenças sexualmente transmissíveis (DST). Nos EUA, o número médio de prevalência de relações sexuais entre homens e mulheres é de 7 e de 4. Está documentado que 29% dos homens e 9% das mulheres têm

mais de 15 parceiros durante a sua vida.

Uma *questão* importante no que diz respeito à epidemiologia das doenças sexualmente transmissíveis é a de saber se estes grupos copulam maioritariamente ao acaso ou dentro dos seus grupos sociais. Um estudo global de 2006 com dados de

59 países não encontraram uma ligação firme entre as DST e a promiscuidade, tendo em conta a pobreza e a mobilidade. Um outro estudo, realizado em 2008, concluiu que os finlandeses têm o maior número de parceiros sexuais do mundo industrializado e que os britânicos estão em primeiro lugar.

Há uma aceitação crescente da promiscuidade entre homens e mulheres devido ao declínio dos escrúpulos religiosos em relação ao sexo extraconjugal, à igualdade de remuneração e de direitos para as mulheres e à cultura popular altamente sexualizada.

Preservativo (durex): garante uma atividade sexual segura. É um dispositivo contracetivo seguro, mas incentiva o exercício da atividade sexual e proporciona proteção contra as DST. É evidente que as pessoas dos países desenvolvidos tiveram mais parceiros sexuais do que as dos países em desenvolvimento, onde a taxa de incidência de DST é dramaticamente mais elevada.

Os homens com conduta homossexual têm um grande número de parceiros sexuais. Este encontro é semelhante ao de uma cadela (cão fêmea) em período de cio que atrai um grande número de cães machos para a seleção da sua descendência.

Palavras ou termos:- mulherengo-playboy-stud player-ladies man- lady killer roue e rake referem-se a um homem que tem um caso romântico e não se casa ou não se compromete com uma relação na ....história os sedutores fictícios são John F. Kennedy-Casanova ---e Dan Juan....

Em 1994, nos EUA, todas as mulheres heterossexuais casadas tiveram contacto sexual com os seus maridos e as solteiras com os seus filhos.

mulheres declararam ter um parceiro nos últimos 3 meses. Em

brevemente 45-55% das mulheres casadas têm relações sexuais fora do seu casamento.

Nalgumas tribos da Serra Leoa, uma mulher que seja chefe suprema pode ter relações sexuais com todos os que lhe apetecer. A nível evolutivo, pode afirmar-se que uma tendência humana condicional para a promiscuidade é herdada dos antepassados caçadores-recolectores

A promiscuidade aumenta a probabilidade de ter mais filhos e a aptidão física. E a promiscuidade feminina vem em primeiro lugar, permitindo-lhe escolher os pais dos seus filhos e assegurar a fertilidade. No século 19th , os seres humanos viviam originalmente num estado de promiscuidade primitiva ou hetaerismo.(23-42)

DEFINIÇÕES

1. Puta: mulher sexualmente promíscua.

2. Prostituta: descreve uma mulher promíscua.

3. Swinging: um casal concorda em praticar actividades sexuais com outros casais como atividade recreativa ou social (reunião de amigos). A invenção da pílula contraceptiva e as práticas sexuais seguras tornaram o swing possível

4. Cottaging: sexo anónimo entre homens em casas de banho públicas e procura de parceiros sexuais com a intenção de fazer sexo. Antes do movimento de libertação dos homossexuais, as casas de campo eram locais de encontro entre homossexuais. A Internet está a transformar os desafios de uma atividade praticada por homens com outros homens através de comunicações silenciosas. Os actos sexuais em casas de banho públicas são proibidos por muitas jurisdições.

5. Hetaera\courtesans: companheiras educadas e sofisticadas, consideradas simples prostitutas. Dedicam-se à dança e à música pelos seus talentos físicos e intelectuais

6. Monogamia: forma de casamento em que o indivíduo tem um único cônjuge de cada vez. Atualmente, refere-se a ter um parceiro sexual, independentemente do casamento ou da reprodução. Tem 2 aspectos a\casar apenas uma vez num

7. casamento vitalício---b\ com apenas uma pessoa de cada vez. Distingue os seres humanos dos seres animais.

8. Monografia social: partilha de habitações.

9. Monografia sexual: relação sexual exclusiva entre um homem e uma mulher baseada na observação de interações sexuais.

10. Monografia genética: A análise do ADN confirma que uma fêmea e um macho se reproduzem exclusivamente um com o outro.

11. Poligamia: casamento com mais parceiros.

12. Poliandria: mulher com mais de um marido.

COMPORTAMENTO SEXUAL.

1. A alimentação do corpo humano é o verdadeiro valor da atividade sexual e este padrão de comportamento é estritamente humano e não é conhecido nos animais. É muito difícil separar as actividades sexuais não reprodutivas das suas funções reprodutivas primárias. Para uma melhor clarificação do quadro, as diferentes funções são classificadas da seguinte forma

a\ sexo de procriação: um mecanismo fundamental de sobrevivência e pode transformar-se num potencial instrumento de destruição. Nesta categoria, um par acasalado é uma unidade sexual ou uma unidade parental. É considerada antes da moderação a unidade familiar que produz um grande número de descendentes, mas atualmente a contraceção avança perdas de população ao lado. a sua política permite evitar factores limitantes . As opiniões dos opositores da contraceção podem levar ao colapso total de toda a sociedade humana.

b\ sexo com formação de pares:

As relações afectivas entre pares desenvolvem-se e partilham actividades sexuais, ao passo que as cópulas casuais criam problemas e enchem a sociedade de corações partidos - pendências e amantes abandonados. Quando o mecanismo de ligação entre pares foi igualmente danificado ou está igualmente suprimido em ambos os parceiros, uma cópula humana casual pode ser efectuada sem riscos.

c\ sexo de manutenção do par:

Numa ligação de pares bem sucedida, a atividade sexual mantém a ligação. Pode considerar-se que uma atividade elaborada e extensa pode tornar-se menos intensiva à medida que a função de formação e manutenção do par deixa de funcionar. A distinção entre as funções de formação e manutenção de pares é demonstrada pela separação de pares por quaisquer razões, por exemplo, guerra - negócios, etc....................., e quando regressam há uma elevada atividade sexual.

intensidade nas suas primeiras noites de reunião. Estas três categorias: procriação, formação de pares e manutenção do par sexual constituem as funções reprodutivas primárias do comportamento sexual humano.

d\ sexo fisiológico:

A tensão fisiológica acumula-se em adultos humanos saudáveis para satisfazer as necessidades de alívio. A procura de necessidades fisiológicas pode ser satisfeita, em caso de fracasso de um dos parceiros, através de uma prostituta ou da masturbação - um exercício muito difundido e praticado por ambos os sexos. Um estudo americano recente revelou que 58% das mulheres e 92% dos homens se masturbam numa determinada altura da sua vida. Apesar de a masturbação não conduzir à fecundação, os riscos que daí advêm são: dessecação, esterilidade, emaciação, frigidez, paroxismo, palidez, histeria, tonturas, iterícia, figura deformada (mutilação do pénis e dos lábios), insanidade, insónia, exaustão, borbulhas, dores, cancro, úlcera estomacal, cancro genital, etc . Assim

Até agora, pensava-se que estas doenças eram causadas pela masturbação, mas estão a perder terreno e a desaparecer. A maioria dos dois sexos é celibatária e tem orgasmos espontâneos durante o sono. A fêmea apresenta secreções genitais e o macho apresenta emissões nocturnas. O sexo fisiológico é observado em animais, por exemplo, animais de jardim zoológico em cativeiro como macacos, símios, elefantes, touros e leões. Observa-se que os gatos domésticos sonham e os machos apresentam uma ereção do pénis que leva à ejaculação.

e\ sexo exploratório:

A inventividade é uma qualidade do homem e a explicação e a investigação reforçam esta qualidade, que, impulsionada por atitudes exploratórias na esfera sexual, conduz a uma vasta gama de variações sobre o tema sexual, que é melhorada pela experimentação.

Sexo com auto-recompensa:

É simplesmente sexo pelo sexo - um comportamento sexual e o seu desempenho traz a sua própria recompensa. É antes um comportamento aleatório que se estabelece numa sequência padronizada e a repetição do exercício é excitante como um jogo auto-recompensador.

g\sexo profissional:

Funciona como um remédio terapêutico para a condição negativa produzida por um ambiente monótono estéril e negativo, enquanto o tédio leve produz uma falta de direção ou motivação. O tédio intenso esvazia o ambiente e cria ansiedade, agitação, irritabilidade e raiva.

f\ sexo tranquilizante:

O sexo tranquilizante é o reverso da medalha do sexo ocupacional, é anti-turmoil em vez de anti-borboto. Os indivíduos sob stress tentam escapar recorrendo a acções que lhes trazem satisfação, tais como acções triviais como fumar, beber ou mascar pastilha elástica para arrefecer a ansiedade - o mesmo que sexo tranquilizante. As pessoas que estão sob tensão (soldados e homens de negócios) podem procurar uma paz momentânea nos braços de uma mulher de boxe sensual e quanto mais rápida for a ação automática, melhor.

h\ sexo comercial:

Um dos parceiros presta um serviço de cópula ao outro em troca de dinheiro ou de abrigo. A mulher ou o homem que se casa por dinheiro está a funcionar como prostituta. A prostituta comum trabalha numa base de "pague o que quiser". Uma outra forma de sexo comercial manifesta-se nas strip-teasers, nas animadoras de bailes, nas rainhas de beleza, nas dançarinas de clubes de quean, nas modelos e em muitas actrizes (estrelas porno). A troco de pagamento, estas actrizes apresentam performances das primeiras fases da sequência sexual, sem cópula, e tentam ampliar os seus movimentos sexuais, as suas posturas e a sua anatomia genital. Em cativeiro, as fêmeas de macaco aproximam-se sexualmente dos machos para se alimentarem.

i\status sexual:

A sua preocupação é a dominação e a sexualidade implica a participação ativa dos dois sexos. Esta conceção é detetável na medida em que o papel sexual da mulher é essencialmente submisso e o do homem é bastante agressivo. A relação é parte integrante do ato copulatório   - o   homem monta a mulher - penetra e invade o seu corpo.

O antigo padrão feminino de apresentar a alcatra ao macho ainda sobrevive como um gesto de subordinação

As nádegas (rabos) são consideradas por alguns como a parte mais ridícula do corpo humano (amante de Lady Chatterley). A ereção do pénis é utilizada como uma demonstração de ameaça - quanto .... maior a ereção, maior a ameaça e

a intensidade das ameaças é expressa por 4 qualidades do pénis:_

1\altera o seu ângulo.

2\muda de macio para duro.

3\aumenta o comprimento.

4\aumenta a largura.

O comprimento médio do pénis é de 6,25 polegadas.

O macho que usa as fêmeas para fins sexuais de estatuto está mais preocupado em exibi-las. Ele pode exibi-las ao seu grupo sem se preocupar em copular com elas.

A equação de poder representa o número de mulheres no harém.... a intenção do governante de ter muitos descendentes do seu harém. However this category may witness a change from heterosexual to homosexual and possibility of rape expresses aggressive masculinity and sadism.(51-p72)-23-26-42.)

FUNÇÕES REPRODUTIVAS:-

MACHO:-As funções masculinas podem ser descritas pela espermatogénese, ou seja, a produção de espermatozóides e a sua deposição no aparelho reprodutor feminino.

FEMININO:- as funções são designadas principalmente por ogensis, ou seja, produção de óvulos - receção e transporte de espermatozóides e óvulos para fertilização -parto (nascimento) - e lactação por amamentação

PUBERDADE:- é descrita pelo desenvolvimento dos órgãos genitais em ambos os sexos e caracteriza-se por:-

- Período de maturação após a infância.

- Crescimento e alterações fisiológicas.

- Caraterísticas sexuais secundárias.

- Capacidade de reprodução através da secreção de hormonas (testosterona para os homens e estrogénio para as mulheres)

- Idade da puberdade 11-15 anos para os rapazes e 9-13 anos para as raparigas.

- A adolescência corresponde à puberdade e estende-se entre os 10 e os 19 anos

PERSONAGENS SEXUAIS SECUNDÁRIAS:-

HOMEM:-

- Depende da secreção de testosterona.

- Configuração corporal masculina (ombros e músculos).

- Pêlos no peito e no rosto.

- Voz grave (espessamento das cordas vocais e de tom baixo, mas nas mulheres permanece de tom alto)

- Espessamento da pele.

FEMININO:-

- Desenvolvimento do peito (frutos secos).

- Deposição de gordura que resulta numa figura feminina arredondada.

- Desenvolvimento dos axilares e dos pêlos púbicos.

- Libido devido ao aumento dos androgénios.

DESENVOLVIMENTO DOS ÓRGÃOS REPRODUTORES:-

- Crescimento genital em ambos os sexos com aumento do tamanho e das funções.

EM FEMININAS:-

- A vulva assume o aspeto adulto

- Crescimento dos lábios externos e internos.

- A vagina engrossa.

- O corrimento vaginal torna-se ácido devido à decomposição do glicogénio pelas bactérias lactobacillus em ácido lático, que inibe a maioria dos organismos patogénicos e protege contra infecções ascendentes.

- Na mulher, o sinal cardinal da maturação dos ovários pela menstruação.

- Nos homens, a maturação é conseguida através da espermatogénese (formação de espermatozóides maduros), que demora 74 dias a formar-se a partir de uma célula germinal primitiva.

A FUNÇÃO DO SISTEMA REPRODUTOR MASCULINO:-

- Testes⁻ produção de esperma.

- Epidídimos = armazenam os espermatozóides.

- Vasos deferentes = transportam o sémen para o canal ejaculatório.

- Vesícula seminal - secreta o líquido seminal e a frutose para a nutrição dos espermatozóides.

- Próstata - a secreção fornece um meio alcalino para os espermatozóides e neutraliza as secreções vaginais e produz uma enzima que coagula o sémen na vagina.

- Glândulas bulbares uretrais - produzem muco durante a excitação sexual para lubrificação no ato sexual(54).

ACTO SEXUAL MASCULINO:-

- Ereção peniana e congestão dos testículos.

- A ereção é reforçada por estímulos visuais, olfactivos, auditivos e psíquicos.

- A vasodilatação aumenta o fluxo de sangue no pénis.

- O pénis aumenta de comprimento e de largura.

- O transmissor vasodilatador dos nervos é o óxido nítrico (nitroderm).

- A turgescência do pénis permite a penetração da vagina.

- A falha de ereção é conhecida como impotência (disfunção erétil)

- O orgasmo é atingido no pico da estimulação sexual e resulta na ejaculação.

- Os músculos na base do pénis contraem-se ritmicamente com um intervalo deθ.8 segundos e fazem com que o sémen seja expelido para a vagina.

- A fase final da ejaculação está associada à sensação de satisfação e libertação sexual (orgasmo).

- O ejaculado de sémen é de 3-5 ml de cada vez.

O ACTO SEXUAL FEMININO:-

- A fase de excitação é iniciada por estímulos físicos ou psicológicos, por exemplo, tocar na pele do clítoris e da vulva...

- Vasodilatação da vagina e dos órgãos genitais externos - inchaço dos lábios e ereção do clítoris e difusão de fluidos na vagina.

- Os exsudados fluidos são um sinal precoce de excitação sexual e lubrificam a vagina durante o ato sexual.

- A vasodilatação da pele provoca rubor (calor).

- A vagina fica mais apertada, o que aumenta a sensação para o homem.

- Aumento da pulsação e da frequência respiratória.

- O colo do útero é levantado pelo útero para a deposição do sémen.

- A estimulação do pénis resulta no orgasmo com a contração dos músculos da parte inferior da vagina.

- A taxa de contração é a mesma nas mulheres e nos homens.

- A continuação do ato sexual pode provocar outro orgasmo.

- Não há emissões como nos homens, mas podem ocorrer orgasmos repetidos durante um ato sexual.

- As reacções vasculares diminuem e a mulher experimenta uma sensação de relaxamento físico.

A VAGINA: - a palavra deriva do latim vagina - literalmente bainha ou bainha - um trato tubular fibro-muscular que vai do útero para o exterior do corpo da mulher. Refere-se à vulva ou aos órgãos genitais femininos. É uma estrutura interna específica dos seres humanos e situa-se entre o trato anal e a uretra.

Localização e estrutura:

- Canal muscular elástico que se estende do colo do útero à vulva.

- O comprimento da vagina não excitada é de 6-7,5 cm. (2,5-3 in) na parede anterior e 9 cm de comprimento na parede posterior.

- Durante a excitação sexual, expande-se em comprimento e largura e a elasticidade é encontrada na relação sexual e durante o parto.

- A lubrificação vaginal é fornecida pelas glândulas de Bartholdi, perto da abertura vaginal e do colo do útero. A membrana mucosa da vagina produz humidade.

- As glândulas mucosas do colo do útero segregam muco que fornece um meio alcalino para assegurar a sobrevivência dos espermatozóides...

- O hímen é uma membrana de tecido na abertura da vagina e a penetração na primeira relação sexual pode rompê-lo?

FUNÇÕES QUE NÃO A ACTIVIDADE SEXUAL:

- O ponto G é uma zona erógena (ponto de Grafenberg) na parede anterior da vagina e, quando estimulado, produz um prazer intenso.

- O orgasmo do ponto G é responsável pela ejaculação feminina (não há emissão mas apenas secreção).

- Alguns investigadores contestam a existência do ponto G.

- A vagina é auto-limpante e a ducha higiénica é contra-indicada.

- A flora simbiótica de microrganismos protege o hospedeiro de doenças.

- O veganismo refere-se ao aperto da vagina devido a um reflexo condicionado dos músculos. Afecta todas as formas de penetração vaginal - relações sexuais - inserção de tampões e copos menstruais e pode ser aliviada por tratamento psicológico e físico.

- Os nódulos são crescimentos invulgares na parede ou na base da vagina.

- O quisto de Bartholin é um quisto semelhante a uma ervilha devido a um bloqueio das glândulas que irrigam a abertura da vagina e pode ser eliminado através de uma pequena cirurgia.

- As descargas normais e fisiológicas incluem sangue ou menstruação e secreção do colo do útero aquando da excitação sexual e de corpos estranhos e tampões. Também se observam na vaginose bacteriana e nas aftas devidas a Candida e em doenças sexualmente transmissíveis, por exemplo, gonorreia, clamídia e tricomonas.

- O corrimento das aftas é branco pungente e o da tricomíase é mais fétido e esverdeado, enquanto a gonorreia apresenta um corrimento purulento cinzento-amarelado.

- As feridas são rupturas nas paredes da vagina devido a abrasões e pequenas úlceras causadas por traumatismos (inserções - violação - fricção excessiva e tampões).

- As vesículas de herpes são sensíveis e inchadas, dificultando a micção.

- A vagina é uma via de administração de medicamentos (pessetas)(ll-20-31- 54)

O TAMANHO DO PÉNIS HUMANO:-

O tamanho do pénis humano é a medida do comprimento e da largura do pénis. A variabilidade natural do tamanho deve-se à excitação sexual - hora do dia - temperatura ambiente - frequência da atividade sexual. Um pénis humano ereto médio tem 12,9-15 cm de comprimento. O pénis flácido é uma má estimativa do comprimento ereto. O crescimento do pénis tem lugar entre a infância e os 5 anos de idade e nos 5 anos seguintes à puberdade.

A relação entre o tamanho do pénis e outras partes do corpo é discutível e alguns factores podem afetar o crescimento (genética e hormonas). No início da história e na Grécia, um pénis pequeno não circuncidado é desejável e um pénis maior circuncidado era visto como cómico ou grotesco. Na literatura árabe, os homens podem sobrestimar o tamanho do seu próprio pénis em relação ao do outro. e a perceção de ter um pénis grande está ligada a uma maior autoestima, mas para as mulheres a largura do pénis é um fator importante para a estimulação sexual.

Os estudos não encontraram qualquer relação entre o tamanho do pénis e a raça e não se acredita que a idade esteja correlacionada com o tamanho do pénis. O comprimento do pénis flácido é de 3,5 polegadas e verifica-se que os pénis flácidos mais pequenos crescem muito mais, enquanto alguns pénis flácidos mais compridos crescem comparativamente menos. O pénis e o escroto contraem-se involuntariamente em reação ao frio (encolhimento) devido à ação do músculo cremaster.

A variação no tamanho do pénis é referida como micropénis, em que o pénis erétil do adulto tem menos de 7 cm e esta condição afecta 0,6% dos homens devido à deficiência da hormona de crescimento hipofisária (gonadotrofina\insensibilidade androgénica) e à síndrome genética. Alguns casos podem ser tratados com a hormona de crescimento testosterona na primeira infância e através de uma operação (inserção de haste) é possível aumentar o tamanho do pénis nesta condição.(18- 24- 55)

DIPHALLIA:- esta condição é conhecida como duplicação do pénis - diphallia terata - e diphallas paratus. A condição depende de alguns bebés que nascem com dois pénis e foram relatados 100 casos, tendo o primeiro relato sido encontrado em 1609. A presença é acompanhada por algumas anomalias congénitas, por exemplo

Complicação renal-vertebral-intestinal ou anoréctica. As crianças estão sujeitas a riscos elevados de complicações nos sistemas renal e colorrectal.

A doença é caracterizada pelo seguinte:- A doença é caracterizada pelo seguinte

- Estéril devido a defeitos congénitos ou a dificuldades de aplicação.

- A urina passa por ambos os pénis ou por uma abertura no períneo.

- Formação de fissuras.

- A maior parte dos dípteros encontram-se lado a lado e têm o mesmo tamanho, mas podem ser colocados uns em cima dos outros, sendo um nitidamente maior do que o outro.

- Esta condição está documentada em porcos e noutros mamíferos(12).

O PÉNIS AFRICANO:-No zoo pornográfico é absolutamente claro que a raça negra gosta de hardcore e, em particular, a africana. Esta constatação determina a conceção da origem da raça humana. A partir das informações que se seguem, pode concluir-se que o pénis pode ser considerado um órgão termorregulador (rico em vascularização).

- O homem escandinavo tem, em média, um pénis mais pequeno do que o africano.

- O tamanho do pénis é determinado geneticamente.

- As mulheres escandinavas apreciam o pénis mais comprido.

- A evolução pode ter um papel importante nas diferenças do pénis humano.

- Em comparação, a orelha do elefante africano é bem vascularizada e tem uma grande área de superfície utilizada para dissipar o calor. O pénis masculino não é usado apenas para a reprodução, mas é também um permutador de calor no clima quente de África. A mesma hipótese pode ser aplicada aos burros que têm uma ereção completa ao meio-dia da estação quente.

- A dupla função de um órgão não é rara no reino animal (burros com ultra ereção na estação quente)

- A emigração humana para a Europa termina na Escandinávia e um grande pénis evoluiu determinado a sobreviver(Wikipedia)

COMENTÁRIOS estas observações são citadas da rede e reflectem
as ideias dos escritores.

- Isso pode dificultar a dupla função do pénis, a não ser que os esquimós o façam com um beijo cloacal.

- Creio que isso pode explicar o facto de muitos dos que encontrei nos desertos rurais da Arábia não usarem cuecas e andarem soltos por baixo das suas vestes.

- Obviamente, este facto aumenta a sua capacidade de dissipação de calor.

- Além disso, há que pensar qual é a vantagem de ter algo mais longo do que o canal vaginal... não é verdade?

- E é por isso que as miúdas brancas gostam de pénis pretos?

- Os homens negros têm um pénis maior porque as mulheres negras têm uma vagina mais comprida.

HERMOFRODISMO:-

Resumidamente, o hermofrodismo descreve um ser vivo que tem órgãos reprodutores masculinos e femininos e o parceiro actua como macho ou fêmea. É mais comum nos caracóis pulmonados e está presente noutras formas de vida. As pessoas com genitália ambígua, bem como com mosicismo gonadal, são consideradas hermafroditas.

O verdadeiro hermofrodismo nos seres humanos difere do pseudo-hermofrodismo, em que a pessoa tem ambos os cromossomas x&y (não confundir com os cromossomas xy normais do sexo masculino), tem ambos os tecidos testiculares e ováricos e tem genitais ambíguos. A explicação possível para este fenómeno é uma divisão patogenética de um óvulo haploide em dois óvulos haplóides.

TIPOS:-

Hermafrodita sequencial = o indivíduo começa com um sexo e muda para o outro sexo - 2 subtipos

a\protandry= pessoa que nasce como homem e muda para mulher.

b\protoginia = começa como uma mulher e muda o seu sexo para um homem.

Hermafrodita sincrónico - o adulto contém órgãos sexuais femininos e masculinos sem autofecundação e as pessoas com intersexo optam por viver num só sexo usando terapia de substituição hormonal. (Wikipédia)

CIRCUNCISÃO:-

(circuncisão feminina \ mutilação genital feminina\ corte genital feminino)

A OMS definiu a circuncisão feminina: todos os procedimentos que envolvem a remoção parcial ou total dos órgãos genitais femininos externos - ou outras lesões nos órgãos genitais femininos por razões não médicas.

A circuncisão é efectuada em raparigas com poucos dias de vida até à puberdade. Nas regiões urbanas é praticada em hospitais - mas tradicionalmente o circuncisor usa uma faca - lâminas de barbear ou tesouras sem anestesia. A prática é comum em 28 países - Norte de África - partes do Médio Oriente e comunidades de imigrantes noutros países. Estima-se que 40 milhões de mulheres e raparigas são circuncidadas e 92 milhões em África.

A OMS (Organização Mundial de Saúde) classificou 3 tipos de circuncisão:- I\ remoção do capuz do clítoris ou remoção do clítoris (clitoridectomia).

2\remoção do clítoris e dos lábios internos.

3\remoção da totalidade ou de parte dos lábios internos e externos e do clítoris e fusão da ferida, deixando um pequeno orifício para urinar e menstruar. Os dados mostram que 85% exercem o tipo 2 e 15% exercem o tipo 3, o que se verifica no Sudão-Somália e no Djiboti.

4\ O tipo 4 inclui picar ou perfurar o clítoris.

A oposição centra-se na violação dos direitos humanos, na falta de consentimento informado, nos riscos para a saúde, nos quistos epidémicos, nas infecções urinárias e vaginais recorrentes, nas dores crónicas e nas complicações obstétricas. Em 1979, foram envidados esforços internacionais para pôr termo à prática e o dia 6 de fevereiro (desde 2003) assinala o dia internacional da ONU de Tolerância

Zero à mutilação genital feminina. Algumas feministas africanas rejeitam a ideia de oposição (infantilização da mulher africana).

TERMOS LOCAIS:-

Egito e Sudão⁻ tahara.

Mali=boloki.

Serra Leoa=bunda.

Tipo 3 - circuncisão farónica

** O procedimento priva a mulher do consentimento - uma noite de núpcias horrível e um parto difícil.

HISTÓRIA:-

O exercício é considerado uma forma correta de educar as raparigas. É considerado que as mulheres têm medo de abrir a vagina - vergonha se for aberta ilicitamente?

A circuncisão faraónica de tipo 3 tem origem no antigo Egito e a fíbula em fibulção refere-se à perfuração romana dos lábios externos com uma fíbula.

Observações da sociedade

- As mulheres incircuncisas são consideradas impuras.

- Existe o perigo de crescimento do clítoris e da sua queda.

- É removido para curar a insanidade, a masturbação e a ninfomania.

- Acredita-se que a irritação não natural do clítoris provoca epilepsia, histeria e mania.

****IDADE DA CIRCUNCISÃO**

Na Etiópia, os Flasha fazem-no quando a criança tem poucos dias de vida, enquanto os Amhara o fazem no 8th dia do nascimento. Na Somália, é aos 4-9 anos.

O executante é uma mulher idosa - sem anestesia ou equipamento esterilizado. Na Nigéria e no Egito, o executante tradicional é o barbeiro. A operação consiste em enfiar as extremidades da pele com espinhos ou prendê-las entre as extremidades de uma bengala rachada e um tampão é inserido entre as extremidades da pele para assegurar a micção. Os membros inferiores são unidos durante 2 a 6 semanas para promover a cicatrização.

No Sudão, a penetração das infibulações da noiva demora 3-4 dias a vários meses. As mulheres grávidas precisam de cortar a vagina para dar à luz.

****COMPLICAÇÕES:-**

- Principalmente hemorragias dolorosas e extremas - retenção urinária aguda - infeção urinária - infeção de feridas -septicemia - tétano - hepatite e VIH.

- Fasceíte raramente registada.

- Formação de cicatrizes e estenoses - quistos epidermóides e formação de neuromas.

- Durante a gravidez, existem riscos de problemas obstétricos.

- Trabalho de parto prolongado.

- Laceração - lesão do esfíncter anal.

- A cesariana é frequente no grupo.

- Mortalidade neonatal.

- Disfunção sexual e dispareunia (relações sexuais dolorosas)

Reinfibulação e desfibulação

- As mulheres pedem a reinfibulação após o parto - comportamento cirúrgico não eticamente ilegal.

- No Sudão, chama-se El-Adel (re-circuncisão) e o processo envolve dois cortes à volta da vagina com suturas para a apertar até ficar do tamanho de um buraco de alfinete. A prática é efectuada por algumas minorias antes do casamento para imitar a virgindade e depois do divórcio.

- A desfibulação é uma cirurgia para reverter o fecho da abertura vaginal após a infibulação de tipo 3.

- Vários países africanos adoptaram legislação contra este procedimento.

- A informática é proibida no Egito.

- Nos países não praticantes, é considerada uma infração penal (10- 19-36).

-

NYMPHOMANIA:- é um aumento do desejo sexual nas mulheres.

O primeiro caso registado na história foi o de uma filha de um agricultor de 29 anos. Ela proferia as obscenidades mais repugnantes e movia o corpo sem controlar os sentimentos libidinosos. Tinha-se mostrado inquieta e morosa, apresentando um paroxismo de histeria.

Ao exame, um útero grande, uma vagina demasiado húmida e um clítoris longo e túrgido são sinais reveladores da doença. Os remédios são utilizados para arrefecer o seu ardor através de duches de água fria e sangrias.

Os casos de ninfomania são explicados por nervos em excesso - inflamações cerebrais - lesões da coluna vertebral - cabeças disformes - genitais irritados e clítoris aumentado. A preocupação moral dos médicos denunciava a indulgência sexual e o excesso de desejo sexual descontrolado pela vontade e a tendência para a tentação (9-25).

SECÇÃO 2

MARRIAGE:- A palavra deriva do inglês médio marriage.

O casamento é uma união social ou um contrato legal entre pessoas que criam laços de parentesco e uma instituição em que as relações interpessoais (íntimas e sexuais) são reconhecidas, sendo formalizado através de uma cerimónia de casamento. O casamento é limitado a duas pessoas, mas algumas culturas permitem o casamento poligâmico e outras reconhecem o casamento entre pessoas do mesmo sexo.

As pessoas casam por razões legais, sociais, libidinais, emocionais, espirituais e religiosas e estas razões incluem o casamento arranjado e as obrigações familiares para conseguir o estabelecimento de uma família legal, a proteção legal das crianças e a declaração pública.

45% dos casamentos na Grã-Bretanha e nos EUA terminam em divórcio? O casamento é reconhecido por muitas faculdades, por exemplo, organizações estatais, autoridades religiosas e grupos tribais.

Edward Westermarck definiu o casamento como uma ligação mais ou menos duradoura entre o homem e a mulher, que se prolonga para além do mero ato de propagação e até depois do nascimento de um filho. A união entre um homem e uma mulher de tal forma que os filhos nascidos da mulher são reconhecidos como legítimos de ambos os parceiros

Existem várias práticas matrimoniais em todo o mundo e um homem pode ter mais do que uma esposa (poliginia) e uma mulher pode ter mais do que um marido (poliandria). Em geral, observa-se que os homens se casam aos 20 anos e as mulheres na adolescência.

Na Grécia antiga, não é necessária qualquer cerimónia para o casamento e um acordo mútuo é suficiente para o casal. Nas sociedades romanas, existem vários tipos de casamento e, no tipo tradicional, há uma cerimónia e testemunhas. No início da era cristã, o casamento era um assunto privado, sendo mais tarde aprovado pelo bispo.

[th]No século XII, as mulheres eram obrigadas a adotar o nome dos maridos e era necessário o consentimento dos pais ou da igreja para o casamento. O regulamento matrimonial de Genebra impunha a dupla exigência de registo estatal e de consagração religiosa para que o casamento fosse reconhecido.

O casamento em grupo é conhecido como casamento multilateral, uma forma de poliandria em que mais de duas pessoas formam uma família (nenhum país tolera o casamento em grupo).

A seleção de um parceiro de um grupo social individual é conhecida como endogamia e de um grupo diferente é exogamia. A mulher deve casar-se com o filho da irmã do pai e o homem com a filha do irmão da mãe (cruzamento de agriões popular em muitos países árabes).

O casamento infantil é praticado na Índia. O rapto de noivas ainda existe na Ásia Central e em África, e o ciúme e o medo dos familiares da noiva de abortar o casamento podem ser uma razão para o rapto, o que pode acrescentar méritos ao escrúpulo do noivo.

HABITAÇÃO:

O casamento é uma instituição que une as vidas das pessoas. A OMS, em 1992, referiu que 30% dos nascimentos provinham de mães solteiras nos Estados Unidos da América. Também se diz que alguns casais permanecem sem filhos, enquanto algumas culturas impõem às mulheres a obrigação de ter filhos.

DIREITOS E OBRIGAÇÕES MATRIMONIAIS:

- Controlo sobre os serviços sexuais dos cônjuges - trabalho e propriedade.

- Responsabilidade pelas dívidas do cônjuge.

- Direitos de visita quando o cônjuge está preso ou hospitalizado.

- Controlo dos assuntos do cônjuge quando este se encontra incapacitado.

- Segundo tutor legal do filho de um dos pais.

- Estabelecer um vínculo de propriedade conjunta para os filhos.

- Estabelecer relações entre as famílias dos cônjuges.

- Estes direitos variam consideravelmente consoante as sociedades e os grupos.

- O pai ou o tutor não tem o direito de obrigar a rapariga a casar e este processo permite que a rapariga tenha um bom parceiro.

- A lei islâmica (sharia) estabelece os requisitos mínimos e as responsabilidades num casamento muçulmano, segundo os quais o noivo assegura as despesas de subsistência da noiva que, por sua vez, cria os filhos para serem bons muçulmanos. No Islão, o casamento deve realizar-se na presença de, pelo menos, duas testemunhas, com o consentimento do tutor da noiva e o consentimento tanto da noiva como do noivo. É emitido um contrato religioso para ambos os parceiros como documento de casamento, mas alguns casamentos podem realizar-se sem testemunhas, como é o caso do casamento (mutta).

- As tradições religiosas do mundo reservam o casamento às uniões heterossexuais, mas existem algumas excepções, como é o caso do casamento entre pessoas do mesmo sexo.

- O dote não é uma dádiva sem condições. Faz parte do acordo matrimonial e continua a ser exigido em alguns países.

- O casamento temporário é praticado por várias culturas e inclui a prática celta do jejum de mãos e o casamento a prazo fixo na comunidade muçulmana. O casamento a termo fixo Nikah-mutta é um casamento temporário e está confinado aos xiitas

PODER E PAPEL DE GÉNERO:-

A teoria feminista aborda o casamento entre pessoas do sexo oposto como uma instituição tradicionalmente enraizada no patriarcado que promove a superioridade e o poder dos homens sobre as mulheres. Os homens são os provedores que actuam na esfera pública e as mulheres são as cuidadoras que actuam na esfera privada. As mulheres são definidas como propriedade do marido e o seu adultério é punido severamente. No entanto, o desempenho de um papel de género dominante por parte dos homens e de um papel de género submisso por parte das mulheres afecta a dinâmica de poder do casamento.

A supremacia cultural, económica, política e jurídica do marido era tradicional no direito inglês. E estudos efectuados nos EUA consideraram as relações entre pessoas de sexos opostos como iguais em termos de poder, sendo as relações desiguais mais frequentemente estabelecidas pelo parceiro masculino. Além disso, os casais encontram a maior satisfação em relações igualitárias (5-15-16-32-33).

DIVÓRCIO (DISSOLUÇÃO DO CASAMENTO

O divórcio é a cessação definitiva da união conjugal e as suas regras variam consideravelmente em todo o mundo, sendo que a maioria dos países exige a sanção de um tribunal ou de outra autoridade num processo judicial. Envolve questões de apoio ao cônjuge, guarda dos filhos, apoio aos filhos, distribuição dos bens e divisão das dívidas.

A monogamia no divórcio permite que cada um dos ex-companheiros se case com outro, quando a poliginia é legal mas a poliandria não. As Filipinas e a Cidade do Vaticano não têm procedimentos civis para o divórcio. É desagradável que o divórcio dos pais se refira à emancipação dos menores.

TIPOS DE DIVÓRCIO: baseado na culpa e não baseado na culpa.

O divórcio sem culpa não exige qualquer alegação ou prova de culpa de uma das partes e depende da rutura do casamento. No divórcio com culpa, uma das partes tem de provar que a outra parte cometeu um ato incompatível com o casamento, o que se designa por motivo de divórcio, uma forma direta de pôr termo ao casamento.

O divórcio sumário é um divórcio simples quando os cônjuges preenchem determinados requisitos de elegibilidade e os factores principais são

- Casamento de curta duração, menos de 5 anos.

- Não há crianças.

- Poucos ou nenhuns bens imóveis.

- O património conjugal é inferior ao limiar.

- O património pessoal de cada cônjuge é inferior ao limiar.

- Estima-se que 95% dos divórcios nos EUA não são contestados, uma vez que as duas partes chegam a acordo sobre questões relacionadas com os bens, os filhos e a pensão de alimentos e, nos termos desse acordo, o divórcio é garantido.

- Divórcio colaborativo: os casais divorciados chegam a um acordo sobre as questões do divórcio.

- Divórcio mediado: a mediação do divórcio é uma alternativa ao divórcio tradicional e um mediador facilita as discussões entre as partes e fornece comunicações, informações ou sugestões para resolver as diferenças.

- Poliginia e divórcio: a poliginia é um fator estrutural que determina o divórcio nos países onde é permitida e a frequência do divórcio aumenta nos casamentos poligínicos do que nas relações monogâmicas. Existem três mecanismos pelos quais a poliginia afecta o divórcio: restrições económicas, satisfação sexual e ausência de filhos(27).

INCESTO: relação sexual entre parentes próximos que é geralmente ilegal. A palavra incesto deriva do latim incent us que significa impuro\unchaste.

Trata-se de uma atividade sexual viciosa entre indivíduos com relações de sangue estreitas - membros do mesmo agregado familiar - parentes por adoção ou casamento e membros do mesmo clã ou linhagem Alguns consideram que é um crime sem vítimas, mas é ilegal e parcialmente proibido na maioria dos países.

Não existe proibição legal do incesto consensual na Rússia, Países Baixos, Espanha, França, Turquia, Israel e Costa do Marfim. Na China antiga, os primos em primeiro grau com o mesmo apelido, filhos de irmãos do pai, não podiam casar, ao passo que os primos com nomes de sura diferentes, por exemplo, primos maternos, podiam casar

O nascimento de Adónis - a sua mãe Myrrha teve relações sexuais com o pai Cinyres durante uma festa e foi disfarçada de prostituta. O casamento entre irmãos era muito comum durante o período greco-romano da história egípcia.

O incesto entre adultos e menores de idade é uma forma de abuso sexual de crianças que resulta num trauma psicológico grave a longo prazo, por exemplo, o incesto parental. Há relatos de que 10-15% da população pratica incesto e os registos para as mulheres são de 20%. O incesto pai\ filha (pai e filha) é o incesto mais comum registado. No incesto entre irmãos, os irmãos mais velhos têm relações sexuais com os irmãos mais novos

TIPOS DE INCESTO:-.

1\ adultos e crianças: É uma forma de abuso sexual. O incesto entre pai e filha e padrasto e enteada é o tipo mais comum de incesto entre adultos e crianças. O secretismo e a privacidade dificultam a avaliação desta relação. Segundo consta, 20 milhões de americanos foram vítimas de incesto por um dos pais em criança. As vítimas de incesto entre pai e filha em 1970 apresentavam caraterísticas comuns:-

uma separação entre mãe e filha.

b\extrema dominância paterna.

c\reatribuição dos deveres de mãe à filha.

d\ a experiência é prejudicial para a filha mais velha no futuro. 2\entre irmãos de infância: o incesto é generalizado e o abuso interfamiliar mais comum. O abuso de irmãos mais novos por outro irmão é comum. É de referir que a ausência de um ou de ambos os pais contribui para o incesto entre irmãos. Os efeitos nocivos no desenvolvimento infantil e os sintomas adultos resultantes do abuso sexual entre irmãos são semelhantes aos efeitos do abuso entre pai e filha, incluindo abuso de substâncias - depressão - suicídio e distúrbios alimentares.

3\entre adultos que consentem: - a atividade sexual entre parentes próximos adultos pode resultar de alterações genéticas sexuais - não é muito divulgada.

4\entre irmãos adultos:-briefing do caso do irmão\ irmã da Alemanha de Patrick Steubin Susan Karolwski O irmão com 3 anos é adotado com pais adoptivos e, aos 23 anos, soube dos seus pais biológicos. Contactou a sua mãe e conheceu-a pela primeira vez com a sua irmã de 16 anos. Mudou-se para a sua família biológica e, após a morte da sua mãe, o casal aproximou-se intimamente e teve o seu primeiro filho em 2004 e, em 2004, tiveram 4 filhos... Na Alemanha, questiona-se se o incesto entre adultos que consentiram deve ser punido? O resultado deste exercício é a incapacidade mental de 3 crianças e da sua mãe????

Relações de parentesco:-

O casamento e as relações sexuais entre primos em primeiro grau não são estigmatizados como incesto na maioria dos países. O casamento entre primos é legal em todo o mundo ocidental, no Norte de África, no Médio Oriente e noutras partes da Ásia. No Paquistão, é encorajado para garantir a pureza da linha de descendência. É parcialmente proibido nos EUA.

Incesto definido pelo casamento

[th]Algumas culturas incluem os parentes por casamento na proibição do incesto e estas relações são designadas por afinidade e não por consanguinidade, por exemplo, um viúvo que desejasse casar com a irmã da sua falecida esposa era objeto de um longo e feroz debate no Reino Unido no século XIX. Noutras sociedades, um irmão do cônjuge falecido era considerado a pessoa ideal para casar.

INBREEDING: -

O incesto que resulta numa descendência é uma forma de consanguinidade que pode levar a defeitos congénitos e potenciar genes recessivos deletérios que produzem doenças. Espera-se que a reprodução incestuosa produza aborto espontâneo - morte pré-natal - e descendência pós-natal com defeitos congénitos. Deve ter-se em conta que o exercício envolve o sistema imunitário que pode ser mais vulnerável a doenças infecciosas. Em 1994, um estudo encontrou um excesso médio de mortalidade com a consanguinidade entre primos em primeiro grau de 4,4%. Um estudo de 29 descendentes resultantes de incesto entre irmãos e irmãs ou entre pai e filha descobriu que 20 tinham anomalias congénitas e 4 delas atribuídas a genes recessivos.(2)

ISLAMISMO RELIGIÃO VIEWS:-

- O Alcorão estabelece regras específicas relativamente ao incesto e proíbe um homem de casar ou ter relações sexuais com as seguintes pessoas:

- O pai, a mulher\ a mãe\ a madrasta\ a sogra e uma mulher de quem ele tinha sido criado.

- Um dos pais ou uma irmã (tia)

- A sua irmã\ a sua meia-irmã\uma mulher que amamentou da mesma mulher que ele\a sua cunhada (quando ainda era casada com o seu irmão)

- A sobrinha (filha de um irmão)

- A sua filha\ a sua enteada\ se o casamento da mãe tiver sido consumado\ a sua nora.

- As principais diferenças, para além das relações entre um homem e a sua filha... ...etc.

- Uma mulher de quem ele cuidou.

- Uma mulher que amamentou da mesma mulher que ele.

- Uma HADETH também proíbe o casamento com uma mulher e a sua irmã paterna ao mesmo tempo. O mesmo se aplica à mulher com os homólogos masculinos do afro mencionado.

CASAMENTO ENTRE PESSOAS DO MESMO SEXO:-

Trata-se do casamento entre duas pessoas do mesmo sexo biológico ou do mesmo género social e os seus defensores referem-se à igualdade no casamento. Em 2001, 10 países autorizaram o casamento de casais do mesmo sexo. Também é reconhecido noutras partes do mundo.

A Austrália reconhece-o quando um dos cônjuges muda de sexo depois do casamento. O casamento entre pessoas do mesmo sexo tem variado consoante a jurisdição, em resultado de alterações legislativas às leis do casamento e de contestações judiciais baseadas na garantia constitucional da igualdade. O reconhecimento deste casamento é uma questão de direito civil, político, social, moral e religioso em muitos países. O casamento entre pessoas do mesmo sexo resulta da rejeição da utilização da palavra casamento aplicada a casais do mesmo sexo. Os argumentos são apresentados com base em fundamentos religiosos e formulados em termos de doutrinas religiosas. Até agora, continua a ser uma fonte de controvérsia a forma como o casamento entre pessoas do mesmo sexo afecta a liberdade de religião.

Algumas organizações religiosas recusam-se a dar emprego - alojamento público - serviços de adoção e outros benefícios a casais do mesmo sexo. A Igreja Católica Romana criticou o casamento entre pessoas do mesmo sexo e considerou-o a ameaça mais insidiosa e perigosa para o bem comum atualmente.

Os apoiantes cristãos de que os direitos de casamento para casais do mesmo sexo reforçam a instituição do casamento e proporcionam proteção jurídica aos filhos de pais gays e lésbicas?

Do ponto de vista islâmico, citou as decisões do Profeta Mohamed e a história de Lot em Sodoma como condenação da homossexualidade. No Islão, o casamento é uma troca entre duas partes, em que o homem oferece proteção e segurança em troca dos direitos sexuais e reprodutivos exclusivos da mulher. Até à data, o casamento entre pessoas do mesmo sexo não pode ser considerado legal dentro dos limites de um casamento muçulmano.

Os ensinamentos budistas não proíbem nem apoiam o casamento entre pessoas do mesmo sexo e têm uma posição unificada a favor ou contra esta prática. A instituição do casamento civil implica um estatuto social e importantes benefícios legais - direitos e privilégios - mas aos casais do mesmo sexo é negado igual acesso ao casamento civil

**Estes grupos (gays, lésbicas e bissexuais) sofrem de perturbações psiquiátricas e ansiedade em locais que proíbem esta prática (Wikipédia).

MULHER E PROSTITUIÇÃO.

Citado do livro árabe FEMALE IS THE CORE, escrito pela Dra. Nawal Al-Sadawy.

Os sistemas de governo brutais e injustificados emergem contradizendo caraterísticas irracionais que resultam em civilização e progresso masculinos.

Os países em vias de desenvolvimento utilizaram fontes potenciais dos países em vias de desenvolvimento que os sujeitam a flagelos de pobreza e impedimentos sociais. Há uma linha de contradição que marca a ênfase nos valores morais socioeconómicos e políticos implementados pelos países ricos sobre os países pobres

Os grupos do outro sexo dedicam-se totalmente à satisfação dos desejos sexuais dos homens. Historicamente, esta atitude foi encontrada quando os homens privaram as mulheres do poder paternal e estabeleceram a família de um marido para uma mulher.

O homem criou um forte cinturão de castidade para a sua mulher e entrega-se a uma vasta gama de relações sexuais com outras mulheres fora do seu estado civil e dá-lhes o nome de prostitutas (prostitutas, cabras, bastardas, queans e sharmoutas).

Alguns estudiosos acreditam que a prostituição é contingente à dinâmica do casamento que emerge de lares desfeitos e mães jovens. O desejo sexual é adotado por uma perspetiva religiosa ritual. A prostituição torna-se um trabalho de descendência e uma obrigação religiosa desempenhada por uma prostituta no templo. O homem nega-se a si próprio no papel de homem religioso para fazer amor com a prostituta.

Na história, a rapariga apresentava-se a um homem religioso imolado para ter relações sexuais antes do casamento e tornava-se uma mulher de descendência. A penetração do hímen (perda da virgindade) era uma operação tradicional que, nalguns países, dava direito a um rei ou governante, que fazia amor com a rapariga na sua primeira noite de núpcias. Na Idade Média, assistiu-se a um fenómeno em que o senhor capitalista tinha o direito de penetrar as raparigas virgens do seu território na noite de núpcias. Este processo progrediu de geração em geração e é designado por Jus Primae Noctis.

O homem pratica este tipo de sexo fora dos sistemas matrimoniais com raparigas e mulheres que desconhece, sob o pretexto de uma obrigação ritual que a divindade lhe conferiu um superpoder para penetrar raparigas virgens. Nalguns países, o pai desempenha este papel, como na Malásia, Sumatra e Ceilão, ou alguns estranhos são designados para este caso. Os serviços sexuais em complexos religiosos não são uma vergonha e alguns pais fazem questão de apresentar as suas filhas para o serviço.

A mulher da Babilónia vai uma vez na vida ao templo de Mylitta e fica lá para se encontrar com qualquer homem que passe que lhe ponha uma moeda de prata no colo e se ele a admirar que faça amor com ela sem qualquer hesitação ou recusa. Ela não pode recusar a moeda de prata ou o homem que a nomeou. Ela sai do templo após o ato sexual. A estadia das mulheres bonitas é mais curta do que a das feias e algumas delas ficam até às lágrimas sem qualquer admiração ou convite para fazer amor. O dinheiro (prata) é destinado à feira do templo ou guardado pela mulher para o dote da sua filha

Os ensinamentos da Babilónia afirmam que a divindade vai ter com as mulheres crentes à noite, nos seus quartos, para ter relações sexuais e gerar descendência. A prostituição continuou em Babel até ao século 4th a.C.. Este tipo de prostituição continuou na Índia e no Japão e os templos recebem raparigas para fazerem amor com os homens religiosos e os seus visitantes e prestarem outros serviços, incluindo limpeza, dança, canto ao lado dos homens, prazer e fazer amor. Não lhes é permitido casar e os homens pagam as facturas dos serviços. Há um homem encarregado da aquisição e, em caso de gravidez, a criança do sexo feminino torna-se prostituta e a criança do sexo masculino é qualificada para o serviço do templo.

Na fonética, o pai apresenta a sua filha aos visitantes estrangeiros para que façam amor e se divirtam com eles. Esta hospitalidade sexual continuou depois a ser alargada de Chipre para a Europa.

Alguns municípios supervisionaram as casas de prostituição, substituindo os templos. As compas de prostitutas continuaram a prestar os seus serviços à comunidade na Idade Média e algumas casas estão relacionadas com a igreja. No século XVIII, estas casas passaram a ser fiscalizadas pela polícia e foram criadas leis que regulamentavam a prostituição, com o objetivo de organizar e vigiar a saúde e, em particular, as doenças sexualmente transmissíveis dos homens.

Após a prevalência da prostituição, os perigos e as complicações são submetidos a ordens de proibição e a prostituição latente prevalece. Alguns acreditam que a prostituição é complementar à vida conjugal?? O sexo por dinheiro é um exercício desumano e a mulher é uma máquina de sexo sob o controlo de um angariador que ganha dinheiro e sexo livre com as suas prostitutas, enquanto as mulheres são envergonhadas, escandalizadas e punidas

A prostituição é um fenómeno social da civilização da masculinidade baseado na parentalidade e as crianças que são sementes da prostituição são consideradas ilegitimadas e esta categorização nega os seus direitos humanos. Os pais fazem uma distinção entre crianças legais e ilegais, que são privadas de direitos socioeconómicos e morais

Becaso, um artista famoso e bem sucedido, deixou 100 milhões de dólares após a sua morte e, no seu testamento, privou o seu filho e filha ilegítimos do parentesco.

DEPENDÊNCIA SEXUAL:

A dependência sexual descreve o comportamento de uma pessoa que tem um desejo sexual intenso ou uma obsessão por sexo. O sexo e o pensamento sobre o sexo tendem a dominar o pensamento dos toxicodependentes sexuais, tornando difícil trabalhar ou ter relações pessoais saudáveis. Os toxicodependentes sexuais têm um pensamento distorcido, racionalizando e justificando o comportamento e culpando os outros pelos problemas. Geralmente negam que têm um problema e arranjam desculpas para as suas acções. A dependência sexual está associada à assunção de riscos que envolvem várias actividades sexuais, apesar das consequências negativas, para além dos danos físicos e emocionais.

COMPORTAMENTOS ASSOCIADOS À DEPENDÊNCIA SEXUAL:-

1 Uso consistente de pornografia.

2 Sexo não seguro.

3 Masturbação compulsiva (auto-estimulação).

4 Casos múltiplos\casos extraconjugais

5 Prostituição ou uso de uma prostituta.

6 Exibicionismo.

7   Namoro obsessivo através de publicidade pessoal.

8   Voyeurismo: observar o outro e perseguir.

9   Assédio sexual.

10 Molestação\ violação.

11   a pessoa obtém pouca satisfação com a atividade sexual e não existe qualquer ligação emocional com os outros parceiros, existindo um sentimento de culpa e vergonha com falta de controloθ.

SODOMIA:-

O termo refere-se ao sexo anal ou a outros actos de cópula peniana\vaginal entre uma pessoa ou entre uma pessoa e um animal. A palavra deriva de SODOM &Gomorra. As leis da sodomia criminalizavam estes comportamentos, mas nos países ocidentais estas leis foram anuladas. Sodomita\ sod é uma pessoa que pratica sodomia.

O termo deriva do latim eclesiástico (peccatum sodomitcum ou pecado de Sodoma). No livro de Génesis: - DEUS quis destruir as cidades pecadoras de Sodoma e Gomorra quando dois anjos foram convidados pelo profeta Lot a refugiar-se com a sua família durante a noite. O profeta Lot protesta que os mensageiros são seus convidados e oferece-lhes as suas filhas virgens, mas os sodomitas ameaçam fazer pior ao profeta Lot do que aos seus convidados, pelo que os anjos cegam os sodomitas, que se cansam de encontrar a porta ?????(Wikipedia)

USO LEGAL:

A palavra sodomia é atualmente utilizada na lei e as leis que proíbem a sodomia são vistas na civilização islâmica, cristã e judaica. Nos EUA, o termo sodomia é substituído por (relação sexual desviante), uma forma de relação sexual com penetração ou cunilíngua entre pessoas não casadas. O termo restringe-se a casos de violação em que tenha havido penetração anal.

Na Bíblia hebraica, Sodoma foi uma cidade destruída por Deus devido à maldade dos seus habitantes. Na lei e na cultura islâmicas, o Alcorão desaprova as práticas sexuais do povo do profeta Lot.

A Shariah (lei islâmica) define a sodomia fora do casamento como adultério ou fornicação, ou ambos. Relativamente à sodomia no seio do casamento, a maioria dos intérpretes xiitas considera que o coito anal, apesar de ser fortemente repudiado, não é Haram (proibido), desde que a mulher esteja de acordo, sendo então preferível abster-se?

A segregação das mulheres nas sociedades muçulmanas e a forte ênfase na virilidade levam os adolescentes e os jovens solteiros a encontrar saídas sexuais com homens (crianças) mais novos do que eles...

Nem toda a sodomia é homossexual mas, para muitos jovens, a sodomia heterossexual é considerada melhor do que a penetração vaginal e as prostitutas exigem a penetração anal dos seus clientes.

SODOMIA NA EUROPA:-

É difícil provar a penetração e a ejaculação e é por isso que os homens são condenados com uma acusação menor de agressão com intenção sodomítica, que não era um crime capital.

[th]Em França, no século XVIII, a sodomia era um crime capital e as pessoas presas eram exiladas - enviadas para um regimento ou encarceradas em locais associados a crimes morais e à prostituição. Na visão cristã moderna, a interpretação tradicional vê o pecado primário de Sodoma como sendo os actos sexuais homoeróticos e outros crimes sexuais que resultam na contaminação da terra.

As leis dos EUA proíbem a sodomia e alguns académicos defendem que a natureza sexual pervertida está relacionada com o crime (sodomia - violação - luxúria - homicídio - ofensas corporais - roubo - tortura de animais e roubo podem ser cometidos nestas condições). Em junho de 2003, o Supremo Tribunal dos EUA anulou a lei da sodomia, considerando que esta conduta sexual privada está protegida pelos direitos de liberdade. Esta decisão invalidou todas as leis estaduais sobre sodomia.

A palavra sodomia em algumas línguas tem a seguinte redação

- Em francês^ sodomie e verbo sodemiser.

- Em espanhol=sodomia e verbo sodomizar.

- Em árabe e persa, as palavras para sodomia são liwat e lavat.

SEXO ANAL \ SEXO ANAL:-

Neste tipo de relação sexual, o pénis é inserido no ânus do parceiro sexual. Inclui pegging- anglings- fingerering e inserção de objectos. Este ato está associado à homossexualidade masculina, mas nem todos os homossexuais praticam sexo anal e não é comum nas relações heterossexuais. Muitas pessoas consideram-no agradável e podem atingir o orgasmo através da estimulação da próstata nos homens e da estimulação do clítoris e do ponto G nas mulheres, enquanto algumas o consideram doloroso.

Os indivíduos correm um risco elevado de contrair doenças sexualmente transmissíveis e estes riscos surgem devido a danos no reto e no esfíncter anal. A região anal é ricamente inervada e torna o sexo anal agradável. Mas a membrana do músculo esfíncter, com muitas terminações nervosas, representa uma fonte de prazer ou de dor. A estimulação da próstata produz um orgasmo profundo e intenso e as mulheres atingem o orgasmo através da estimulação do clítoris. Uma fina membrana separa a cavidade vaginal do reto e a possibilidade de destruição anal não pode ser evitada. Poucas mulheres gostam da estimulação clitoriana (raparigas circuncidadas). O esfíncter anal tem um tecido delicado que pode rasgar-se e a membrana mucosa rectal não proporciona lubrificação suficiente para a penetração sexual

HETEROSSEXUAL DE HOMEM PARA MULHER:-

- Os homens gostam de ser o parceiro incentivador no sexo anal, uma vez que o esfíncter anal é mais apertado do que o da vagina, o que dá mais prazer ao homem por parte da sua parceira.

- A mulher é um parceiro recetivo nesta prática e pode ser doloroso ou desconfortável.

- Algumas mulheres preferem-no ao coito vaginal.

- O terço inferior da vagina está enervado e torna improvável a penetração vaginal.

- O sexo anal tem baixo risco de gravidez indesejada.

- O sexo anal é um meio contracetivo.

- O risco de contrair o VIH (SIDA) é elevado.

- O sexo anal entre homens e mulheres preserva a virgindade.

- A virgindade técnica entre heterossexuais sexualmente activos inclui o sexo oral e a masturbação mútua.

- Female- to- female\ pegging- é uma prática sexual em que uma mulher penetra o ânus de um homem com um strap-on-dildo.(butt plug). O exercício ilumina os homens para o recetor percetivo no sexo.

RISCOS PARA A SAÚDE:-

- Os perigos são a infeção devido aos elevados microns e os danos físicos no ânus e no reto.

- O aumento da experimentação do sexo anal pelos mais jovens leva a um aumento das DST.

- O cancro anal é raro.

- As lesões físicas do reto e do ânus provocam traumatismos ano-rectais - prolapso do reto - e agravam as hemorróidas.

- Os riscos aumentam com o álcool e os estupefacientes.

- A perda do controlo intestinal é causada por lesões repetidas ou pela inserção de objectos grandes (abertura anal e fisting).

HETROSEXISMO:

É um sistema de atitudes preconceituosas e de discriminação a favor da sexualidade e das relações entre pessoas do sexo oposto. Parte-se do princípio de que toda a gente é heterossexual ou de que as atracções e relações entre pessoas do sexo oposto são a única norma. Anti-gay discrimination or prejudice by heterosexual people is encountered as it discriminates gay men- lesbians -bisexuals and other minorities as second class citizens with regard to civil rights- economic opportunities and social equality of the world jurisdictions and societies.

HETEROSSEXISMO vs. HOMOFOBIA:

A homofobia é um medo irracional ou uma antipatia pelos homossexuais e pela homossexualidade e por um comportamento baseado nesse sentimento. O heterossexismo continua a ser um sistema da única norma a seguir para a prática sexual e é a caraterística da principal cultura social e das instituições económicas da nossa sociedade e decorre do facto de a masculinidade\masculinidade e a feminilidade=feminilidade serem complementares.

As pessoas não heterossexuais devem manter a sua orientação sexual privada. A atitude de que os homossexuais não são verdadeiros homens ou de que as lésbicas não são verdadeiras mulheres deve-se à ideia generalizada da sociedade de que as atracções ou actividades heterossexuais são a norma e, portanto, superiores.

No seu estilo de vida, os homossexuais não têm famílias com filhos, uma vez que a sobrevivência da raça humana e a homossexualidade são uma perturbação mental afectiva ou simplesmente um problema social que pode ser curado ou eliminado. Leva à desintegração social e ao colapso da sociedade. E, nesta medida, os homossexuais podem ser convertidos de novo em heterossexuais.

DISCRIMINAÇÃO EXPLÍCITA ou ABERTA

Este tipo inclui legislação anti-gay - políticas e instituições que praticam assédio com base na orientação ou perceção da orientação sexual" estereótipos negativos linguagem e discurso discriminatórios. Outras formas de discriminação contra gays, lésbicas e bissexuais incluem

- Discurso de ódio - termos de desacordo - correio de ódio - ameaças de morte - assassínio e música.

- Bode expiatório - mobbing - pânico moral - utilização dos homossexuais como demónio popular para a pandemia da SIDA.

- Retrato negativo ou estereótipo de homens homossexuais como vilões.

- Os homossexuais estão sujeitos às leis da Sodomia.

- Nos países islâmicos, os infractores são punidos.

- Proibições de adoção contra casais do mesmo sexo ou indivíduos gays, lésbicas ou bissexuais.

- Inibição do casamento entre pessoas do sexo oposto

- Reservar as uniões civis exclusivamente a casais de sexo oposto.

- Proibição de prestar serviço nas forças armadas.

- Referir-se a uma suspeita de homossexualidade ou bissexualidade criminosa quando, em situação análoga, não se menciona uma suspeita de heterossexualidade.

DISCRIMINAÇÕES IMPLÍCITAS ou OCULTAS:

- Falta de apresentação ou apresentação insuficiente na publicidade ao público em geral.

- Censura de temas e questões de personagens homo\ bissexuais em obras.

- Exclusão da homossexualidade ou bissexualidade de figuras históricas e políticas e celebridades e sua representação como heterossexuais.

- Silêncio sobre as questões que afectam os homo e bissexuais na escola ou no trabalho.

- O ambiente de trabalho limita a expressão das suas actividades.

- Destruição de livros e filmes nas bibliotecas públicas.

- Desaparecimento forçado - ostracismo - afastamento e outras formas de rejeição social que tornam o homo persona non gratis ....

SHEMALE um produto pornográfico....

O termo está relacionado com trabalhos sexuais. Descreve mulheres trans com genitais masculinos e seios femininos aumentados ou com recurso a hormonas. O termo utilizado para designar a mulher transexual é ofensivo e implica que ela está envolvida no comércio sexual. [th]O termo é utilizado desde meados do século XIX como um coloquialismo humorístico para designar uma mulher, especialmente uma mulher agressiva.

Os biólogos têm usado o termo para se referirem a animais não-humanos machos que apresentam traços femininos. Refere-se a transexuais de homem para mulher que fizeram a transição para o sexo feminino. Outras formas incluem tirania e lady boy - gajas com pilas--- putas com nozes--- bonecas com bolas e gajos com mamas. [th]Em meados do século XIX, o termo é aplicado a quase todos os que parecem ter ultrapassado as linhas de género

Definições:

1\gynmimetophila= atração sexual por pessoas designadas por homens que parecem ou agem como mulheres.

2\gynemimesis= um homossexual masculino envolvido em imitação feminina sem mudança de sexo ou adaptação de caraterísticas femininas.

LESBIANA:- descreve o desejo sexual e romântico entre mulheres e pode ser considerada como uma mulher com homossexualidade feminina. [th]As mulheres com orientação sexual partilhada são exclusivamente uma construção do século XX e, historicamente, as mulheres não têm qualquer hipótese ou liberdade de ter relações homossexuais como os homens.

[th] O nome deriva da ilha grega (Lesbo) onde viveu a poetisa Safo, do século XX, que tinha um grupo de mulheres a seu cargo para sua instrução ou edificação cultural. A poesia de Safo reflecte temas sobre as mulheres e o seu amor pelas raparigas.

Em 1899, o termo é aplicado para descrever o tribalismo como (amor lésbico) gratificação sexual de duas mulheres através da simulação de relações sexuais. O lesbianismo descreve as relações eróticas entre mulheres e foi documentado em 1870.

Os termos são intercambiáveis com sapphist e sapphism e, em 1925, a palavra foi registada como significando o equivalente feminino de uma sodomita (no Islão, pequena sodomia). As lésbicas na cultura ocidental têm uma identidade que define a sua sexualidade individual, bem como a sua pertença a um grupo que partilha traços comuns.

Social rigidity of 1950 and early I960 encountered a backlash as social movements improve the standing of Africa American— the poor women and gay all become prominent and many women look advantages of their freedom and lesbian as a political identity grew to describe a social philosophy among women expressing sexual desires as a defying trait but still presence of sexual activity between women as a necessity to define a lesbian or a relationship continues to be debated(13-14- 34- 35)

NATURISMO E HUDISMO:

Um movimento cultural e político que advoga e defende a nudez social em público e em privado. Outros termos são: nudez social - nudez pública - skinny dipping - sunning e clothes free. É evidente que várias fontes remontam ao século XXth o conceito de regresso à natureza e de criação de uma inspiração de igualdade

A ideia começou na Alemanha e espalhou-se pelo Reino Unido, Canadá e EUA, tendo-se desenvolvido uma rede de clubes de nudismo. O modelo alemão promove a família natural e os desportos recreativos. E foram criadas estâncias de nudismo para acolher turistas nudistas

O naturismo contém aspectos de erotismo para algumas pessoas. É um estilo de vida em harmonia com a natureza, expresso através da nudez social e caracterizado pelo auto-respeito de pessoas com opiniões e ambientes diferentes. Os tipos incluem o nudismo individual, o nudismo no seio da família, o nudismo na natureza, o nudismo social, o naturismo militar e o naturismo extremo....

A CORRER:

No reino animal, o fenómeno de correr e perseguir as fêmeas é evidente durante a época de reprodução e os machos fortes competem para conseguir uma oportunidade de acasalamento com uma fêmea em perspetiva.

A primeira incidência foi registada em 1799 por um homem e em 1804 por estudantes universitários nos EUA. Streak significa - ir rapidamente e isto faz-me lembrar o Johnny Walker que ainda anda.

O recorde das primeiras corridas em massa data de 1973, com 53 participantes. O streaming difere do naturismo e do nudismo, uma vez que os streakers pretendem ser notados e escolhem um local com muito público.

As formas mais públicas são em eventos desportivos à noite e em estradas rurais. Os streakers não pretendem expor-se aos outros, mas acham emocionante fazê-lo em reuniões públicas. É mais ou menos uma atividade individual ou de grupo e o maior grupo de streakers foi registado na Universidade da Geórgia com 1543 streakers em março de 1974(28).

BOTÕES:-

As nádegas são duas posições anatómicas arredondadas situadas na parte posterior da região pélvica dos macacos e dos seres humanos e comprometem uma camada de gordura sobreposta aos músculos glúteo máximo e glúteo médio e têm por função suportar o peso do corpo quando se está sentado. Desempenham um papel na atração sexual e continuam a ser um alvo seguro para os castigos corporais.

Os sinónimos são:-backside- posterior- behind- apple- caboosecakes- bottom- tail- trunk- arse\ass- badonkadonk- biscuits- breachbum- bund- butt- can....ln butts atração Os nossos cérebros estão programados para serem sexualmente atraídos por atributos que ajudem a assegurar a reprodução e a sobrevivência.

Os traseiros das mulheres, um traseiro bem definido, indicam às nossas mentes que a mulher dá à luz sem complicações; por outro lado, as mulheres sentem-se atraídas pelos traseiros dos homens por razões semelhantes, uma vez que as ancas são os principais músculos utilizados nas relações sexuais dos homens e os traseiros em forma num homem indicam controlo da ejaculação e que será capaz de ficar mais tempo na cama?(55)

COMENTÁRIOS RELACIONADOS COM A ATRACÇÃO POR RABOS:-

- Porque é muito sexy... somos criaturas bonitas e sensuais da minha natureza. O nosso rabo redondo, as nossas curvas e o nosso cheiro. Se eu tivesse uma palavra a dizer, porque é que o rabo se agarra? Porque o bebé voltou.

- É um sinal de boa saúde, de bons genes e de um estilo de vida ativo.

- É um instinto humano básico.

• Suave, redondo, ligeiramente instável e uma forma perfeita de garantir que ela não engravida. De que é que não gosta?

- Está escrito no nosso ADN. É uma atração natural que não pode ser explicada

- É uma máquina suja como uma estação de ancoragem.

SECÇÃO 3

DOENÇAS VENÉREAS: estas doenças são transmitidas por relações sexuais entre parceiros sexuais. A incidência é elevada nas comunidades urbanas e rurais, mas é bastante baixa nos grupos conservadores da comunidade. Os dados provenientes das clínicas venéreas são muito pobres e escassos, uma vez que a maioria dos pacientes exibe sigilo e privacidade relativamente às suas doenças.

1\ GONORRHEA

Uma doença venérea popular transmitida por contacto sexual e cujo agente causador é um membro do género Neisseria e as espécies patogénicas incluem

*Neisseria gonorrhea (gonococo)

*Neisseria meningitides (meningocócica)

*As espécies não patogénicas. São flora indígena e incluem

N.sicca

N.parflava.

N.flavscens.

N.mucosa.

N. lactima.

DEFINIÇÕES

- Cocos Gram -ve com parede celular semelhante à de outras bactérias Gram -ve.

- Encontrado em pares com sisos achatados adjacentes.

- As estirpes patogénicas estão capsuladas.

- Paliativo - sem flagelos.

- As Neisseria patogénicas são bactérias nutricionalmente fastidiosas.

- Aeróbicos e requerem uma tensão de CO_2 para o crescimento inicial.

- Utilizar hidratos de carbono e produzir ácido acético.

- A temperatura óptima de crescimento é de 24-39 c--- Neisseria não patogénica cresce abaixo de 24c e a diferença é utilizada para a separação.

- O tampão de pH é 6-8.

NEISSERIA GONORRHEA:-

- Causa da gonorreia - uma doença venérea

- A doença começa com uma simples artrite e resulta numa infeção das articulações - meningite - septicemia e infeção de outros órgãos

- Nas mulheres, causa doença inflamatória pélvica e esterilidade

ESTRUTURA ANTIGÉNICA:-

Os antigénios gonocócicos são expressos em resposta às condições ambientais e a subcultura contínua resulta em variações

A cápsula é observada em isolados frescos e são:-

- Afetado pelas condições circundantes (nutrição e ambiente)

- Associado à parede celular.

- Tem um papel antifagocitário.

- A opsonina produzida contra ele induz a fagocitose.

PILLI:-

- Aderir as bactérias às células hospedeiras.

- As estirpes avirulentas não são paliativas

POLISSACÁRIDO LABIAL:-

- O antigénio e o anticorpo produzidos têm um efeito bactericida.

- As proteínas da membrana externa induzem a produção de anticorpos que são bactericidas.

PATOGÊNESE:- a\ factores bacterianos.

1\ enzimas extracelulares.

2\replicação no interior dos neutrófilos

3\Pilli permite a fixação às células epiteliais.

Os gonococos produtores de 4\B\lactamase contêm plasmídeos.

b\ factores de acolhimento:-

- Fator de género na propagação da infeção.

- As mulheres são mais susceptíveis (assintomáticas) - são portadoras.

- Os homens são sintomáticos e apresentam uretrite com corrimento amarelo-creme - micção dolorosa e possíveis estenoses uretrais

- Proctite (homossexuais)

- Oftalmia gonocócica (canal de parto).

- Gastroenterite (sexo oral)

- Reação local na superfície da mucosa das células epiteliais do trato urogenital.

- A infeção induz a formação de anticorpos - a proteção não é clara.

- Não vacinar (aspectos morais)

FACTORES PREDISPONENTES:-

a\promiscuidade...

b\ viagem fácil.

c\ prostitutas e escolha casual fácil.

d\fácil distribuição e abuso de pílulas contraceptivas e antibióticos

e\ abordagem incorrecta do tratamento.

TRATAMENTO:- fazer um teste de sensibilidade e selecionar um antibiótico adequado, fiável e económico.

CONTROLO:-

- Casamento precoce.

- Educação sexual.

- Cuidados com os lares desfeitos.

- Extensão das clínicas venéreas.

2\ Clamídia:-

- A clamídia é o agente causador da uretrite não gonocócica.

- Pacientes com manifestação da uretra com corrimento inflamatório

- Doença do tipo gonorreia transmitida por contacto sexual.

- A bactéria é um parasita estrito do ser humano

- O período de incubação é de 1 a 3 semanas.

- Os sintomas são mais ligeiros do que os da gonorreia.

- Na mulher, há um corrimento escasso com inflamação do colo do útero e ardor ao urinar.

- A doença inflamatória pélvica é provavelmente uma consequência da clamídia do que da gonorreia.

- A doença evolui para salpingite (inflamação das trompas de Falópio).

- Nos homens, a micção é dolorosa e o corrimento aquoso é menos abundante do que na gonorreia.

- Há formigueiro no pénis com inflamação dos epidídimos e pode levar à esterilidade...

 -É possível a ocorrência de faringite e proctite.

- Linfogranuloma venéreo causado pela Chlamydia trachomatis e a doença é mais comum nos homens do que nas mulheres - acompanhada de febre -mal-estar - inchaço e sensibilidade nos gânglios linfáticos inguinais. As mulheres podem apresentar proctite devido à proximidade entre o ânus e a vagina. A doença é prevalente no Sudeste Asiático, na América Central e do Sul e a tetraciclina é um tratamento eficaz.

3\ URETRITE UREAPLASMÁTICA:-

- Um tipo típico de uretrite não gonocócica causada por Mycoplasma urealtticum (digere ureia em meios de cultura).

- São as bactérias mais pequenas que se conhecem e crescem em colónias minúsculas.

- Os sintomas são semelhantes aos da gonorreia e da clamídia, com corrimento variável em quantidade e dor uretral agravada durante a micção.

- A doença é ligeira e é transmitida por contacto sexual.

- A penicilina não é eficaz porque as bactérias não têm parede celular (mollecutes)

- No homem, a doença evolui para a esterilidade.

- Em mulheres grávidas, a doença induz placentite e pode levar ao aborto e a partos prematuros.

4 \ CHANCRÓIDE:-

- Doenças sexualmente transmissíveis - a nível mundial e endémicas nos países em desenvolvimento.

- O agente causador é o Haemophilus ducreyi (Angosto Ducrey)

- A pápula sensível progride para a formação de pus e rompe-se para formar uma úlcera que sangra facilmente e é dolorosa.

- Úlcera com bordos moles, semelhante à sífilis.

• Lesão no pénis do homem e nos lábios ou clítoris da mulher.

- Inchaço do gânglio linfático inguinal.

- A doença responde à terapia antibiótica e pode desaparecer sem tratamento.

5\ GRANULOMA INGUINALE:-

- Raro nas regiões temperadas mas endémico nas regiões tropicais.

- Causada por Calymmato granulomatis, uma pequena bactéria gram-ve encapsulada.

- A doença começa com um nódulo que progride para uma úlcera granulosa com hemorragia - sem febre ou sintomas sistémicos.

- Os órgãos genitais externos estão envolvidos e o LN inguinal pode inchar.

- As raspagens de tecido revelam massas de bactérias (corpos de Donovan) no interior dos fagócitos.

- A doença responde com sucesso à penicilina.

6\WAGINITE:-

- Doença ligeira da vagina e da vulva causada por Gardnella vaginitis - uma flora vaginal que se inflama e induz a doença através do contacto sexual

- Caracteriza-se por um corrimento com mau cheiro.

- A doença responde à terapia com tetraciclina...

7\ SYPHILIS:-

A família Spirochaetacae (Spirochetes) inclui os seguintes membros que causam doenças nos seres humanos

a\Treponema palladium.

b\Treponema pertenue.

c\Treponema caratum.

O Treponema palladium é o agente causador da sífilis - uma doença venérea - e é descrito por:-

- Esguio - direito com espaços uniformemente enrolados.

- Móvel com filamento axial.

- Replicam-se por fissão transversal.

- Não corar com corantes de anilina.

- Pode ser visto microscopicamente por iluminação de campo escuro - coloração com prata e técnica de anticorpos fluorescentes.

- Não é possível efetuar culturas em meios artificiais ou culturas de tecidos.

- Suscetível ao calor e à luz solar.

- Os coelhos podem ser infectados experimentalmente com estirpes patogénicas.

- Os componentes antigénicos não são conhecidos.

- A doença é transmitida por contacto sexual e a sífilis congénita é reconhecida.

- A membrana mucosa das lesões nos lábios contrai a doença por contacto.

- A sífilis venérea tem várias fases ao longo do tempo.

1\ SÍFILIS PRIMÁRIA:-

- Desenvolve-se através do contacto sexual.

- As bactérias acedem ao corpo através de abrasões na pele e na membrana mucosa. A bactéria penetra nos linfáticos que envolvem os gânglios linfáticos regionais e resulta em bacteriémia.

- O cancro aparece no local de entrada 3 semanas após o contacto inicial ou pode aparecer dentro de 1-12 semanas...

- A lesão tem um grande número de bactérias.

- Não há dor e a cura é rápida.

2\ SÍFILIS SECUNDÁRIA:-

- Aparece após a cura do cancro primário.

- Lesões na mucosa e na pele de todo o corpo.

- O cabelo perde-se à medida que os folículos pilosos são invadidos.

- As lesões são ricas em bactérias e a doença é provavelmente transmissível nesta fase.

- A latência é devida à supressão da imunidade mediada por células do hospedeiro.

- Prognóstico: 25% dos doentes são curados, 25% permanecem em latência durante toda a vida e 50% evoluem para a fase terciária.

3\ SÍFILIS TERCIÁRIA:-

- As lesões conhecidas como gammas aparecem em qualquer órgão dentro de 5-40 anos após a infeção inicial.

- As lesões contêm poucos organismos - ulceram e rompem.

- O envolvimento do SNC leva à paralisia.

- A infeção cardíaca conduz a um aneurisma da aorta.

4\ SÍFILIS CONGÉNITA:-

- Desenvolve-se por passagem transplacentária a partir da mãe infetada.

- O feto morre e é abortado.

- Os sobreviventes apresentam sintomas de constipação.

- Erupção cutânea e descamação da pele nas palmas das mãos e na planta das mãos e dos pésθ.

- Lesões hepáticas e iterícia.

- Lesões ósseas e cegueira...

DIAGNÓSTICO LABORATORIAL:-

- Os sinais e sintomas são diagnósticos.

- Primárias e secundárias por observação direta através de microscopia de campo escuro

- Testes serológicos.

TRATAMENTO:-

- Os tipos primário e secundário são tratados com penicilina

- Sífilis congénita - tratamento na mesma linha e a mãe infetada é tratada aos 4 meses de gravidez

- A sífilis terciária não pode ser curada.

- Não há vacina (preconceito moral).

5\SÍFILIS ENDÉMICA:

- Conhecido como bejel.

- As bactérias são idênticas às do T. palladium, mas a doença não é transmitida sexualmente.

- Ocorre em África e no Médio Oriente em crianças e é transmitida por utensílios partilhados.

- Lesões na mucosa oral - cantos da boca e gomas terciárias em qualquer órgão.

- O tratamento é bem sucedido com uma única injeção de penicilina.

6\YAWS:

- Causada por T. pertenue.

- Observado em crianças dos trópicos.

- As lesões ulceram e cicatrizam

- Tratamento - penicilina.

7\PINTA:

- .causada por T.carateum.

- Encontrados na América do Sul e Central.

- As lesões permanecem localizadas na pele, são planas e de cor vermelha

- O modo de infeção de mão em mão é comum.

DOENÇA DE CONTACTO:

AS MICOBACTÉRIAS:

DEFINIÇÕES

- Não móvel - bastonetes Gram+ve - ácido-rápido e resistente à descolonização com ácido sulfúrico ou ácido nítrico a 20-25%.

- Os bacilos da tuberculose são difíceis de corar.

- A propriedade de rapidez ácida depende do material lipídico da parede celular bacteriana e é um critério de definição do género.

- Pode ser corado com dificuldade com a coloração de Gram

- A temperatura de 60°C durante 15-20 minutos é letal para as bactérias.

MEDIDAS DE PRECAUÇÃO LABORATORIAL:

- Laboratório. O pessoal em contacto com as amostras deve ser rastreado para a deteção da tuberculose e pode receber a vacina BCG (Bacilli Chalmette Guerin).

- Todos os espécimes devem ser abertos dentro de uma cabina de segurança para evitar a contaminação e a formação de aerossóis.

- O exame microscópico deve ser efectuado com cuidado e é necessária outra pessoa para confirmar o resultado.

PERSONAGENS CULTURAIS :-

- Aeróbio e temperatura de incubação entre 30-40°C.

- O Mycobacterium tuberculosis cresce em meios artificiais.

- O Mycobacterium leprae não se desenvolve em meios artificiais.

- O crescimento do tipo humano é luxuriante - crescimento eugénico.

- O crescimento do tipo bovino é menos luxuriante.

- O crescimento primário é obtido a partir do sangue, do líquido pleural, do líquido peritoneal, do conteúdo gástrico, do pús e da urina.

PAREDE DE CÉLULA:-

- A parede celular dos organismos ácido-rápidos contém uma grande quantidade de material ceroso que faz com que a propriedade de resistência aos ácidos seja determinada pela coloração de Zell Nelson.

- O material resiste a ácidos e álcalis com ação bactericida sobre anticorpos e tecidos animais e impede a entrada de nutrientes na célula, o que resulta num crescimento lento dos organismos.

- As micobactérias patogénicas para o homem são classificadas em 3 tipos: humano, bovino e aviário.

- A infeção do homem é produzida pelas seguintes espécies:- l\mycobacterium tuberculosis

    2\==   bovis.

    3==   avium.

    4\==ulceran   .

5\mycobacterium tuberculosis marinum.

    6\==   leprae.

TUBERCULOSE HUMANA:- os principais agentes causadores são o Mycobacterium tuberculosis e o Mycobacterium tuberculosis bovis

- Os locais mais comuns de infeção são os pulmões, os gânglios linfáticos e os ossos. articulações - cérebro - meninges - fígado e rins

- O principal hospedeiro do tipo humano é o homem, mas outros animais podem ser infectados, por exemplo, macacos, cães, bovinos e suínos.

- O tipo bovino infecta o gado e o homem contrai a infeção através do leite.

- A tuberculose não produz toxinas, mas em caso de reação de hipersensibilidade no teste de Monteux em pessoas infectadas com o organismo.

- A multiplicação nos tecidos do corpo é muito lenta e as bactérias multiplicam-se no interior dos fagócitos em grande número e, após a morte das células fagocíticas, os organismos são libertados

- A infeção primária da tuberculose é nos pulmões e é referida como complexo primário de 2 lesões - a\Foco de GHON no local sub pleural da infeção-b\ Linfonodo drenante.

- A infeção transmitida pelo ar estabelece-se nos pulmões e produz um foco de Ghon e os bacilos espalham-se para os gânglios linfáticos medistínicos através dos linfáticos, que se tornam aumentados, caseificados e calcificados.

- Através da corrente sanguínea, dá origem à tuberculose militar nos pulmões - meninges - baço - fígado - rins e ....etc.

- Através dos intestinos, os gânglios linfáticos mesentéricos estão envolvidos.

- A tuberculose alimentar deve-se à ingestão de alimentos contaminados (leite) ou à utilização de utensílios de bebida e fómites de um doente.

- A BCG. Provoca uma infeção primária complexa com lesão cutânea e adenite linfática axilar.

- O tipo primário é comum em crianças, mas o tipo pós-primário é observado em adultos.

- As lesões antigas tornam-se activas e progridem para caseificação e desenvolvem um caso em aberto.

EPIDEMIOLOGIA:-

- A doença continua a ser endémica em todo o mundo.

- A incidência é de 10-12 milhões por ano, com uma taxa de mortalidade de 25%.

- As taxas de mortalidade, as taxas de notificação e as informações dos inquéritos são parâmetros eficazes para avaliar a epidemiologia da tuberculose.

- A taxa de mortalidade é mais elevada nos adultos e nos homens do que nas mulheres, que ficam em casa e cozinham os seus próprios alimentos, enquanto os homens têm um grande contacto com outras pessoas.

FACTOR DE RESISTÊNCIA INDIVIDUAL:-

1\Raça: os negros são mais susceptíveis e os irlandeses são mais susceptíveis do que os ingleses - até agora não há relação com a composição genética.

2\Hereditariedade:- observada em famílias e particularmente em gémeos (em gémeos idênticos - monozigóticos ou uniovulares).

3\factores socioeconómicos: o alcoolismo e a pobreza apresentam uma incidência elevada.

4\ Os factores predisponentes incluem gasteroectomia e terapia prolongada com corticosteróides.

FONTE DE INFECÇÃO:-

- Leite infetado.

- Contacto direto com bovinos infectados.

- Casos em humanos devido a tosse, espirros e beijos.

OUTROS FACTORES:-

- Sobrelotação.

- Má ventilação.

- Contacto com processos em curso.

- Faixa etária - jovens e adultos.

- A subnutrição.

- Doenças respiratórias.

- Disfunção hormonal.

- A gravidez.

- Constituição genética (discutível).

-

DIAGNÓSTICO:

1\identificação microscópica com coloração ZN.

2\isolamento- aparência da colónia.

3\Testes serológicos - não são fiáveis.

4\ Rastreio radiológico do tórax.

Laboratório. Inoculação de animais - a cobaia é sensível à injeção i\m e s\c - e morta após 4-8 semanas, respetivamente, para autópsia.

TESTE DE TUBERCULINA:-

A tuberculina é um derivado proteico purificado padrão do Mycobacterium tuberculosis. É administrada por via intradérmica numa dose de 1-3 unidades e é conhecida como teste de Monteux e o teste +ve indica infeção. O local da injeção apresenta indurações. O diâmetro da área é medido após 3 dias.

- Uma leitura de 10 mm. indica infeção nas regiões tropicais e 6-8 mm nas zonas temperadas.

- Nos trópicos, há uma reação tuberculínica não específica de micobactérias atípicas nestes países e, para ultrapassar esta dificuldade, é utilizada uma tuberculina dupla na mesma pessoa, utilizando tuberculina humana e tuberculina não-mamífera.

UTILIZAÇÃO DA PROVA TUBERCULÍNICA:-

1\indicação de controloTB quando % desce.

2\Rastreamento de casos abertos de TB infecciosa em famílias.

3\auxílio diagnóstico para confirmar a tuberculose ou excluí-la.

4\como controlo pós-vacinação da eficácia da vacinação BCG.

MEDIDAS DE CONTROLO:-

- A vacina BCG é extraída do Bacilli Chalmette Goren (2 cientistas franceses). E uma injeção intradérmica (I\D) de 0,1 ml resultará numa pápula de 5 a 10 mm de diâmetro.

- Os bebés recebem 0,0 ml.

- O período de proteção é de 10 anos.

- A baixa eficácia pode ser atribuída à resistência nativa da população - vacina defeituosa - grau de desnutrição na comunidade e concentração de tuberculina para marcar a suscetibilidade ou resistência individual.

QUIMIOTERAPIA:-

A tuberculose é sensível a muitos medicamentos e efeitos secundários, devendo ser considerada a dosagem de rotina para algumas preparações

CONTROLO:-

- Diagnóstico de casos e tratamento eficaz.

- Proteção por vacinação.

- Boa higiene.

- A tuberculose é a capacidade do organismo de localizar os organismos - retardar o seu crescimento e mesmo destruí-los - limitar a sua propagação e reduzir a disseminação no decurso da infeção inicial.

- Os anticorpos são desenvolvidos mas não têm qualquer papel na resistência adquirida à infeção

TUBERCULOSE CUTÂNEA:-

A tuberculose cutânea é causada pelos seguintes factores

- O Mycobacterium tuberculosis provoca ulcerações nos lábios, nos órgãos genitais externos e no ânus.

- Mycobacterium leprae agente da lepra

MYCOBACTERIUM LEPRAE:-

- Agente etiológico da lepra.

- Infeção crónica da pele, das mucosas e dos nervos periféricos

- A lepra lepromatosa uma infeção muito grave envolve a pele- m\m com produção de granulomas e desfiguração.

- A lepra tuberculoide ou lepra maculo-anestésica é uma infiltração dos nervos que provoca nódulos subcutâneos, anestesias, úlceras atróficas, queimaduras e deformações. O organismo infecta a pele, pois prefere uma temperatura inferior a 37°C.

- O organismo é conhecido desde 1874 e é descrito como bacilos rectos, ligeiramente delgados e curvos, com extremidades arredondadas e pontiagudas. Não é móvel e é ácido rapidamente, menos os bacilos da tuberculose.

- Não cresce em meios artificiais.

- Propagado no tapete do rato...

EPIDEMIOLOGIA:-

- A infeção por gotículas é o modo de propagação da doença.

- O contacto com a pele é insignificante, uma vez que os bacilos se encontram profundamente na derme.

- A infeção congénita não é conhecida.

- Os instrumentos de tatuagem têm uma função.

- A bactéria é um parasita rigoroso do homem.

- As pessoas infectadas são uma fonte potencial de infeção

- A doença é cosmopolita.

- A transmissão requer um contacto íntimo e prolongado.

- Crianças - adultos precoces e classes baixas são mais susceptíveis.

- Os homens são mais susceptíveis do que as mulheres.

- A infeção dá-se por inalação ou abrasões.

- O período de incubação é de 2 a 4 anos. A cronicidade da doença e a incapacidade permanente produzida fazem da doença um constrangimento socioeconómico

DIAGNÓSTICO:-

1\ corar material do nódulo ulcerado com coloração ZN.

2\inocular numa pata de um rato e os organismos multiplicam-se mas não produzem doença a não ser em determinadas condições.

CONTROLO:-

- A vacina BCG confere uma proteção de 80%.

- Tratamento com Daps um.

- Educação sanitária.

SÍNDROME DE CHOQUE TÓXICO: - causada por Staphylococcus aureus.

- Em 1978, James Todd cunhou o nome síndrome do choque tóxico (SCT) para uma condição de febre súbita e colapso circulatório.

- Em 1980, surgiu um surto em mulheres menstruadas que utilizavam tampões absorventes.

- A SCT é produzida por uma estirpe tóxica de Staphylococcus aureus e os primeiros sintomas incluem vómitos, diarreia aquosa, dor de garganta, mialgia, erupção cutânea, hipotensão arterial que conduz a choque e insuficiência cardíaca.

- O tampão abrasa os tecidos da vagina e as bactérias têm acesso aos tecidos.

- Certos factores desempenham um papel na SST no que diz respeito aos homens, às raparigas pré-púberes e às mulheres pós-menopáusicas.

TRACHOMA: -

derivado da palavra grega trash que significa áspero.

- Doença ocular observada nas regiões tropicais e subtropicais e prevalecente nos países mediterrânicos. Países - África-Ásia e Sudoeste dos EUA.

- Milhões de pessoas são afectadas.

- O agente causador é a Chlamydia trachomatis, que é responsável pela DST Chlamydia e pelo linfogranuloma venéreo.

- Transmissão através dos dedos, toalhas, instrumentos ópticos e contacto direto.

- A Chlamydia multiplica-se na conjuntiva.

- Nódulos polares na membrana conjuntiva com aspeto rugoso.

- A pálpebra superior vira-se para dentro, causando escoriações na córnea e podendo levar à cegueira.

- A re-infeção dos tecidos faz com que o tratamento com antibióticos apenas reduza os sintomas.

OLHO ROSA:-

- O agente causador é o Haemophilus aegyptius.

- A conjuntiva está inflamada e confere uma cor rosa brilhante ao branco do olho.

- Corrimento abundante e formação de crostas durante o sono noturno.

- Olhos inchados e comichão com fotofobia.

- Propagação por contacto e gotículas.

- A duração da doença é de 2 semanas.

- A doença é contagiosa.

HERPES SIMPLEX: - em grego herpes=creeping.

- Doença viral causada por um grande vírus de ADN com simetria de icosaedro e envelope com espículas.

- Comum no ambiente.

- As manifestações clínicas são feridas frias - bolhas de febre à volta dos lábios e do nariz

- A encefalite por herpes é uma doença do cérebro.

- Herpes neonatal transmitido pela mãe ao recém-nascido.

- Gengivoestomatite e constipação da garganta em crianças

- Ceratite por herpes - infeção ocular que termina em cegueira.

- Herpes genital: doença sexualmente transmissível

HERPES GENITAL:-

- Afecta anualmente 10 a 20 milhões de americanos

- Os sinais aparecem alguns dias após o contacto sexual.

- Comichão e latejamento na zona genital.

- Vermelhidão e inchaço de uma pequena área onde surgem as bolhas.

- As bolhas formam uma crosta e a ferida desaparece em 3 semanas.

- Na maioria dos casos, os sintomas reaparecem em situações de stress.

- A lesão ativa transmite o vírus durante a relação sexual

TRICOMONÍASE:-

- A doença transmite-se através de relações sexuais.

- Os fómites - toalhas e vestuário - estão envolvidos na propagação.

- O agente causador é o Trichomonas virginia, um protozoário flagelado que sobrevive no meio ácido da vagina.

- A infeção é provocada por traumatismos físicos e químicos, falta de higiene, terapia medicamentosa, diabetes e dispositivos contraceptivos.

- No sexo feminino, a urina é pura e dolorosa.

- Corrimento espumoso branco-creme e o estado deteriora-se durante a menstruação.

- Nos homens, a uretra é afetada com dor ao urinar e um corrimento mucoide fino.

- O diagnóstico depende do exame microscópico para observar o movimento de sacudidela dos protozoários

CADIDIASIS:-

- A Candida albican é o agente causador.

- Está presente na pele - cavidade oral e passagens nasais. E no trato intestinal dos seres humanos e dos animais sem causar doenças.

- Pequenas leveduras filamentosas.

- Em doentes imunocomprometidos e quando há perturbação da flora indígena, observa-se a presença de Candida (moniliáse)

- A vulvovaginite manifesta-se por um corrimento purulento de cor branca e com cheiro a queijo e inchaço dos tecidos vaginais

- A doença é mais ligeira nos homens do que nas mulheres.

- O excesso de antibioticoterapia destrói os Lactobacilos que equilibram o meio ácido da vagina e inibem o crescimento de agentes patogénicos.

- A Candida albican floresce nesta fase.

- Os factores predisponentes são os contraceptivos, os corticosteróides, a gravidez, a diabetes e o vestuário apertado.

Candidíase oral\ candidíase oral - placas brancas na cavidade oral (crianças (5253)

SIDA INFECÇÃO PELO VIH:-

- Em 1981 é descrita uma síndrome que envolve uma deficiência do sistema imunitário com entidade clínica de doenças oportunistas que se manifestam com um cancro de pele conhecido como sarcoma de Kaposi.

- Um grupo de cientistas franceses isolou o vírus em 1984 e, em 1986, o vírus foi denominado vírus da imunodeficiência humana (VIH) e a doença é conhecida como síndrome da imunodeficiência adquirida (SIDA).

- O VIH é um retrovírus ARN do grupo dos lentovírus - um vírus icosaédrico com um envelope e espículas.

- A molécula de ADN provírus integra a sua mensagem genética em novas partículas de VIH.

- Os anticorpos contra o VIH são demonstrados no soro de África- Caraíbas e EUA em 1970 e são reconhecidas duas estirpes a\HIV1 da África Central e de outras regiões do mundo- SIDA clínica. E b\HIV2 da África Ocidental e central- vírus é menos virulento que o HIV1.

- Após a infeção primária, o vírus replica-se e a viremia desenvolve-se em 812 semanas. O vírus dissemina-se no corpo e nos tecidos linfóides e semeia-se com uma diminuição das células T CD4. A resposta imunitária desenvolve-se mas não é capaz de eliminar completamente a infeção e as células infectadas pelo VIH persistem nos gânglios linfáticos.

TRANSMISSÃO

- Contaminação com sangue ou sémen infectados.

- As relações sexuais anais e vaginais são uma forma comum de transmissão da doença. Os tecidos rectais sangram e dão acesso ao vírus, assim como os cortes e escoriações na vagina.

- Sangue e produtos sanguíneos infectados

- De mãe para filho.

- Infeção oral pela saliva de pacientes infectados através de beijos - muito raro.

QUADRO CLÍNICO:-

- Os doentes desenvolvem febre - diarreia - erupção cutânea - inchaço dos gânglios linfáticos - suores noturnos - mal-estar e fadiga.

- A SIDA desenvolve-se quando o indivíduo apresenta sintomas neurológicos - demência, perda de memória, alterações de humor e síndrome de definhamento com diarreia persistente e perda de massa muscular.

- Doenças oportunistas - Sarcoma de Kaposi - Pneumonia pneumocística do carini - Infeção por citomegalovírus - Criptosporidiose
Infeção por Candida albicans e criptococose. A tuberculose pode ser encontrada.

- A infeção do trato gastrointestinal manifesta-se por debilidade.

- A duração da infeção primária que testemunha um período de latência para a doença clínica é de 10 anos e a morte segue-se após 2 anos

- Na SIDA pediátrica, os recém-nascidos adquirem a infeção a partir de mães infectadas e os sintomas clínicos aparecem por volta dos 2 anos de idade, seguindo-se a morte dentro de mais 2 anos.

GRUPOS DE ALTO RISCO:-

- Homens homossexuais.

- Toxicodependentes por via intravenosa.

- Pessoas hemofílicas.

- Parceiros sexuais infectados.

- Bebés de mães infectadas.

- Infeção oral através do beijo e do sexo oral.

- Diagnóstico por demonstração de anticorpos contra o VIH e tratamento por 3 azidotimidina e 100 medicamentos disponíveis (39-44-52-53).

HEPATITE B:- hepatite sérica.

Segundo tipo principal de hepatite causada por um vírus de ADN conhecido como hepadnavírus.

- A transmissão envolve o contacto direto ou indireto com fluidos corporais - sangue e sémen através de agulhas contaminadas em injecções hipodérmicas - tatuagens - acupunctura ou piercing nas orelhas

- É uma doença sexualmente transmissível importante, sobretudo nas relações sexuais anais, em que a hemorragia do reto permite o acesso do vírus à corrente sanguínea.

- Contacto com a saliva através de beijos e no consultório dentário.

• Doença clínica grave com um período de incubação de 4 semanas a 6 meses com sintomas de fadiga - anorexia - alterações do paladar - urina escura e fezes cor de barro com uma sensação de plenitude e sensibilidade no quadrante superior direito do abdómen.

- Recuperação 3-4 meses após o início da iterícia e 10% dos doentes continuam a ser portadores

- O tratamento inclui a injeção de interferão que pode alterar o curso da doença e as imunoglobulinas contra a hepatite B podem ser utilizadas como terapia profiláctica.

SECÇÃO 4

SENILIDADE CONSTRANGIMENTOS PASSIVOS INVEJÁVEIS :-

O ENVELHECIMENTO: é considerado um processo passivo inevitável pela corrosão gradual dos componentes celulares ao longo do tempo. A evolução de novas estruturas corporais exigiu muitas mutações, cada uma delas fazendo avançar a nova forma por um pequeno incremento. A análise molecular do envelhecimento é considerada desinteressante, uma vez que não passa de uma degeneração passiva dos componentes celulares. Os genes determinam a taxa de envelhecimento (duração de vida diferente).

Os idosos são virtualmente propensos a muitas infecções, na medida em que a sua resposta imunitária não consegue antagonizar os organismos invasores, uma vez que os seus sistemas corporais não estão a funcionar corretamente.

IMPOTÊNCIA:-

- O termo latino impotente designa a incapacidade de introduzir o pénis na vagina.

- A disfunção erétil ou impotência masculina é uma disfunção sexual que leva à incapacidade de ereção do pénis para satisfazer as relações sexuais.

- O mecanismo da ereção depende de um efeito hidráulico na entrada e retenção de sangue nos tecidos esponjosos do pénis.

- A ereção resulta da excitação sexual.

- As causas mais importantes do fenómeno são as doenças cardiovasculares, os problemas neurológicos (trauma da prostatectomia), as insuficiências homossexuais e os efeitos secundários dos medicamentos.

- A impotência psicológica é a falha de ereção devido a razões psicológicas que podem ser ajudadas.

- As noções culturais de potência, sucesso e masculinidade podem ter resultados adversos.

- Estima-se que 1:10 homens tenham problemas em algum momento da sua vida.

- A primeira linha de tratamento da disfunção erétil consiste no Viagra (sildenfil) ou na injeção de prostaglandinas no pénis - prótese peniana - bomba peniana ou cirurgia reconstrutiva vascular.

- As formas de examinar a disfunção erétil incluem:-a\errecção nocturna.b\errecção preguiçosa antes ou durante a penetração significa uma condição cardiovascular. c\diabetes mellitus causa neuropatia ou hipogonadismo (diminuição dos níveis de testosterona).

- A ereção peniana é gerida por 2 mecanismos: 1\ ereção reflexa devido ao toque direto no eixo e b\ ereção psicogénica devido a estímulos eróticos ou emocionais e ambos requerem um sistema neural intacto.

- A estimulação da haste peniana leva à secreção de óxido nítrico que provoca o relaxamento dos músculos lisos dos corpos cavernosos (tecido erétil) seguido de ereção.

- A testosterona produzida pelos testículos é necessária para um sistema erétil saudável...

- A impotência pode desenvolver-se devido a deficiências hormonais, perturbações neurológicas, falta de irrigação sanguínea do pénis e problemas psicológicos.

- O fornecimento de sangue é impedido por uma função endotelial deficiente e pela exposição prolongada à luz brilhante.

CAUSAS:-

- Doenças neurogénicas - lesões da espinal medula e do cérebro - doenças de Parkinson e de Alzheimer - esclerose múltipla e acidente vascular cerebral.

- Distúrbios hormonais - tumores da glândula pituitária - níveis baixos ou anormalmente elevados de testosterona.

- Doenças arteriais - doença vascular periférica - hipertensão e redução do fluxo sanguíneo para o pénis...

- Perturbações cavernosas-p. (doença de peyronies).

- Psicológicas: perturbações mentais - depressão clínica e esquizofrenia.

- Cirurgia e radioterapia - cirurgia do cólon, reto, próstata e bexiga que pode danificar os nervos.

- Envelhecimento - declínio dos sistemas do corpo e das funções fisiológicas.

- Alcoólicos, toxicodependentes e fumadores.

- Causas médicas iatrogénicas, por exemplo, anti-hipertensivos e modificadores do sistema nervoso podem inibir a ereção.

- A intervenção cirúrgica pode afetar ou remover estruturas necessárias à ereção, danificando os nervos ou prejudicando o fornecimento de sangue.

- O excesso de álcool é uma causa de impotência.

- Evidência de que o pénis pequeno está relacionado com a disfunção erétil (existe um debate sobre este assunto - ver impotência está relacionada com o subtítulo sobre o tamanho do pénis)

DIAGNÓSTICO:-

- Não existe um teste formal para diagnosticar a disfunção erétil.

- São efectuados testes para excluir doenças subjacentes - diabeteshipogonadismo e prolactinoma.

- A impotência está relacionada com uma saúde fisiológica deficiente - má nutrição, obesidade e doenças cardiovasculares.

TESTES CLÍNICOS:- I\duplex ultrassom.

2\função do nervo peniano.

3\tumescência peniana nocturna.

4\ bioteste de pênis.

5\ Angiografia do pénis.

6\cavernosometria por infusão dinâmica.

7\angiografia de subtração digital.

8\ angiografia por ressonância magnética...

TRATAMENTO:-

- Depende das causas.

- Testosterona para deficiências hormonais.

- Outros tratamentos permitem a ereção para o ato sexual, mas não melhoram a condição.

- Os medicamentos são utilizados por via oral - injectados ou através de supositórios penianos.

- As drogas aumentam o efeito do óxido nitroso que dilata os vasos dos corpos cavernosos.

- O exercício ao ar livre é eficaz.

- Pode ser utilizada uma bomba de vácuo externa para dar ereção com um anel de compressão separado para manter o pénis.

- Os implantes penianos são irreversíveis e dispendiosos.

- Fosfodieterases (sildenfil= Viagra)- levitra e cialis são medicamentos orais e relaxam os músculos lisos do pénis, permitindo que os corpos cavernosos se encham de sangue

- Cirurgia: inserção de hastes artificiais no pénis.

- São utilizados numerosos medicamentos alternativos para melhorar as funções sexuais, mas nenhum deles foi reconhecido como eficaz.

- O tratamento com Viagra é eficaz sem efeitos secundários, exceto em doentes com antecedentes de doenças cardiovasculares - enfarte do miocárdio, acidentes vasculares cerebrais - idade superior a 65 anos e insuficiências renais e hepáticas.

- O Viagra é contraindicado com nitratos.

IMPOTÊNCIA E DIABETES:-

- 35-75% dos homens diabéticos apresentam um certo grau de disfunção erétil durante a vida.

- Causas da DE. Nos homens diabéticos são devidas a deficiências nos nervos, vasos e função muscular.

- A diabetes danifica os vasos sanguíneos e os nervos que controlam a ereção.

- Tratamento dos diabéticos por Viagra oral - Cialis ou levitra.

- A terapia intravenosa inclui dispositivos de constrição por vácuo - intrauretral e terapia sexual.

- Tabagismo: as provas disponíveis sobre a associação do tabagismo com a disfunção erétil não são completas.

CLIMÁTICO: - Na vida de uma mulher há um período ativo, ou seja, desde a idade da puberdade até à menopausa. A atividade é controlada pelas hormonas femininas progesterona e estrogénio. Durante este período, a mulher está sujeita à vida conjugal. Ela casa-se, engravida e dá à luz os seus filhos. A gravidez e o exercício sexual constituem um fardo para a sua saúde.0

- O trato urogenital é muito suscetível a muitas infecções devido a este stress. Durante o período reprodutivo, as hormonas femininas encontram-se num estado de equilíbrio e desencadeiam a glicólise, na qual o glicogénio se transforma em glicose, que é posteriormente atacada por glicofosforiladores e produz ácido lático que, por sua vez, torna o meio da vagina ácido. Este meio ácido inibe o crescimento da maioria das bactérias patogénicas e, por conseguinte, proporciona segurança à mãe e aos seus recém-nascidos. No início da menopausa, verifica-se um desequilíbrio hormonal que leva à perturbação dos níveis de pH na vagina, predispondo a uma série de complicações.

- Na vida da mulher, a produção hormonal desce abaixo do nível necessário para continuar a menstruação, o que resulta em efeitos na sua vida sexual que desencadeiam alterações de humor que causam afrontamentos debilitantes e conduzem a perturbações ósseas e cardíacas.

- A menopausa é classificada em 3 categorias: a\menopausa natural, além do processo de envelhecimento; b\menopausa médica ou cirúrgica devido à quimioterapia ou remoção do ovário; e c\ menopausa Cold Turkey devido à terapia de reposição hormonal.

- O climatério é um estado emocional e físico da mulher, assim como o funcionamento normal do sistema reprodutor está finalmente ligado ao equilíbrio hormonal do corpo.

- As alterações hormonais afectam a esfera sexual.

- Os distúrbios hormonais são evidenciados por ciclos menstruais irregulares - menopausa - incapacidade de conceber uma gravidez e complicações graves durante o parto.

- O desequilíbrio hormonal provoca uma menstruação dolorosa com duração variável - alteração da tensão arterial - tonturas - inchaço repetido e contínuo - inchaço - fadiga e perda de vitalidade.

SINTOMAS DE UM DESEQUILÍBRIO HORMONAL:-

- Redução de peso caracterizada por apetite depravado - temperatura elevada - sudação - tremores dos dedos - alteração do humor - perturbação do sono e exoftalmia (olhos muito abertos)

- Excesso de peso com pele seca - letargia - sonolência e cabelo quebradiço.

- Crescimento excessivo de pêlos devido ao excesso de testosterona com pele oleosa - acne e seborreia.

- Incapacidade de conceber devido a uma deficiência de progesterona.

- Presença de estrias de cor púrpura na pele da mulher, que indicam irregularidades no sistema hipotalâmico-hipofisário e se observam no abdómen, no peito e nas coxas.

- Tensão arterial elevada.

- Mudanças bruscas na aparência.

- Os distúrbios hormonais ocorrem durante a menopausa e impedem a maturação folicular e cessam a ovulação.

- O corpo deixa de produzir hormonas femininas e passa a predominar a hormona masculina.

- Os sinais padrão são afrontamentos - suores - e descida da temperatura (vasodilatação).

- Outros são perturbações do coração - ansiedade - dores de cabeça - tonturas e tremores - cansaço constante e falta de sono.

PERÍODOS MENOPÁUSICOS:- I\pré-menopausa começa aos 40 anos, quando os níveis de estrogénio diminuem e, nos 10 anos seguintes, a menstruação torna-se irregular, com uma quantidade variável de hemorragias, desde graves a abundantes.

2\clímax (síndrome do climatério) dura 12 meses após o último período menstrual devido à queda do estrogénio. A idade da menstruação é 52 anos.

3\pós-menupausa = ausência de menstruação.

MENOPAUSA:- é a cessação permanente das funções primárias dos ovários humanos.

- Ocorre nas mulheres de meia-idade, no final dos 40 ou início dos 50 anos, e assinala o fim da fase fértil da vida da mulher.

- É uma transição da fase reprodutiva para a não reprodutiva e resulta da redução da produção hormonal feminina pelos ovários - uma consequência natural do envelhecimento.

- Perturba as actividades diárias e a sensação de bem-estar.

- A palavra menopausa deriva do grego pausis que significa cessação e a raiz men significa mês.

- A condição é encontrada em animais sem hemorragia (ciclo do estro).

- A menopausa é uma mudança inevitável que todas as mulheres experimentam.

- A faixa etária típica da menopausa é de 40 a 61 anos.

- O tabagismo e a histerectomia predispõem à doença.

- Em casos raros, os ovários deixam de funcionar numa idade precoce, desde a puberdade até aos 40 anos, devido à falência ovárica prematura.(22)

SECÇÃO 5

PORNOGRAFIA (pom zoo) pom deriva de uma palavra grega que significa prostituta.

Pornografia ou pornografia é a representação explícita de matéria sexual para excitação sexual e satisfação erótica e utiliza todos os tipos de meios de comunicação, exceto os espectáculos ao vivo que não são pornografia e o trabalho é realizado por ambos os sexos e é considerado como modelos pornográficos ou estrelas pornográficas.

Depende do erotismo, ou seja, da representação da sexualidade com grande aspiração e da pornografia que retrata actos de forma sensacionalista para suscitar reacções intensas...

A pornografia está sujeita a censura por motivos de obscenidade e a indústria de produção e consumo de pornografia surge na segunda metade do século XX.[th] . Até à data, os vídeos e os dispositivos de Internet em casa geram milhares de milhões de dólares por ano

- [th]O conceito de pornografia não existia até à era vitoriana e à legalização, no século XX, das publicações proibidas. Fanny Hill, a primeira pornografia original em prosa inglesa - um romance erótico de John Cleland publicado em Inglaterra em 1748 - é o livro mais processado e proibido da história. A Lei de Publicações Obscenas do Reino Unido de 1857 tornou a venda de material obsceno uma infração legal.

- A produção de filmes pornográficos teve início em 1857.

- Os filmes sexualmente explícitos são tornados ilegais e a produção clandestina está ativa em 1920 em França e nos EUA.

- A distribuição privada de filmes é encontrada...

- A Dinamarca legalizou a pornografia em 1969 e aumentou a produção.

- Outras vias de distribuição dependem das vendas clandestinas e dos espectáculos em clubes privados - e o contrabando ajuda a distribuição.

- O soft-core não retrata a penetração, enquanto o hardcore retrata a penetração.

CARACTERES FÍSICOS DA PORNOGRAFIA:-

1\fetiche.

2\ orientação sexual.

3\tipo de atividade sexual.

4\realidade- pornografia voyer.

5\Vídeos animados.

6\ actos legalmente proibidos.

7\génese depende do tipo de atividade e da categoria dos participantes como :-

- Tudo porno.

- Pornografia amadora.

- Pornografia fetichista.

- Sexual orientation.\ heterosexual- gay- lesbian and bisexual pornography.

- Pornografia de orgias.

- Pornografia orientada para a raça (asiática, negra, latina e inter-racial)

- Imagens de mulheres em posição sexual ou sugestiva, de orientação soft-core (glamour pool-cheese cake- e não-nudez).

- Voyeurismo‾ utilização de câmara oculta e fotografia de saia subida.

ECONOMIA DA INDÚSTRIA SEXUAL:-

- O rendimento nos EUA em 1970 é de 10 milhões.

- Em 1998, o número é de 750 milhões a 1 bilião.

- Os agregados do sector totalizam 8-10 mil milhões de euros.

- Em 2001, o vídeo pay\ view- internet e as revistas obtêm lucros de 2,6-3,9 mil milhões.

- Vale de San Fernandez - região pioneira na produção e em 1970 torna-se um centro de estrelas pornográficas e produtoras.

- A indústria tem um papel importante na produção dos meios de comunicação e afecta o VHS-Beta- Blue-ray vs. HD e DVD.

TECNOLOGIA:-

- A pornografia está relacionada com a fotografia e a impressão em massa.

- Imagens geradas por computador e sua manipulação.

- A manipulação digital requer a utilização de uma fonte de fotografias, mas alguns filmes pornográficos são produzidos sem actores humanos.

- A produção e distribuição é uma atividade económica importante.

- O estatuto jurídico varia de país para país. A pornografia soft core é permitida e a pornografia hard core é regulamentada. A posse de pornografia infantil é ilegal em todos os países.

- A ressecção é imposta à pornografia que retrata a violência - violação e sexo com animais (animais de estimação).

- Lojas de pornografia que exibem espectáculos nas montras das sex shops - o acesso é permitido a uma idade mínima.

- A difusão de material pornográfico a menores é frequentemente ilegal.

- Os produtores de pornografia - Larry Flynt e Selman Rushdie - argumentaram que a pornografia é vital para a liberdade e que uma sociedade livre e civilizada deve ser julgada pela sua disponibilidade para aceitar a pornografia.

- O Reino Unido criminalizou a posse de pornografia extrema.

- Efeito sobre a criminalidade sexual:- A investigação é inconclusiva sobre a questão da criminalidade sexual. A visualização de material pode aumentar as taxas de criminalidade e outros consideram que não tem qualquer efeito.

- Estatísticas:- mais de 70% dos utilizadores masculinos da Internet (com mais de 18 anos) visitam um sítio pornográfico num mês normal...

- O movimento contra a pornografia sofre a oposição do direito, da religião e do feminismo.

VÍCIO EM PORNOGRAFIA:

1\ uso excessivo ou abuso de pornografia com consequências negativas.

2\processo pelo qual um comportamento que pode funcionar tanto para produzir prazer como para proporcionar uma fuga ao desconforto interno e é empregue num padrão - incapacidade de controlar o comportamento ou continuação do comportamento

3\dependência de pornografia caracterizada por visionamento obsessivo - ler e pensar sobre pornografia e temas sexuais em detrimento de outras áreas da vida.

4\a pornografia na Internet é mais viciante do que a pornografia comum devido à sua ampla disponibilidade, natureza explícita e privacidade.

5\ os viciados passam mais tempo a pesquisar na Internet por nova pornografia hard core.-

6\ quatro crenças centrais comuns na maioria dos viciados em sexo - (crescer numa família disfuncional com regras rígidas - pouco calor e necessidades não satisfeitas) são:- uma\pessoa basicamente má e indigna.

ninguém me ama como o Lam.

c\necessidades não satisfeitas.

d\ o sexo é uma necessidade muito importante.

7\As raízes do vício sexual começam na infância.

PORNSTARS:-Gay:

[th]GAY em inglês deriva, no século XII, do francês antigo gai e he is a homosexual person. O termo refere-se estritamente à homossexualidade e às pessoas atraídas pelo mesmo sexo e refere-se a um objeto inanimado ou a um conceito abstrato que desaprova a fraqueza ou a masculinidade. Apesar desta utilização, discute-se ou critica-se o facto de o termo continuar a ter uma conotação homossexual.

HOMOSSEXUALIDADE:-

- Orientação sexual - identidade e comportamento.

- Descreve um padrão de atração sexual - comportamento e identidade, por exemplo, homossexual - bissexual e heterossexual.

- Não existe consenso entre os cientistas sobre as razões que levam um indivíduo a desenvolver uma destas orientações.

- Não há caraterísticas para desenvolver a orientação - a natureza pode ter um papel complexo.

- Há quem rejeite o termo homossexual como rótulo de identidade, por soar demasiado clínico, e por se centrar mais nos actos não físicos do que no romance.

- Gay descreve homens e mulheres atraídos um pelo outro lésbica é comum para as mulheres.

- A comunidade Gat faz parte do movimento de libertação sexual - a população de lésbicas, gays, bissexuais e transgéneros é frequentemente criada numa comunidade que ignora ou é abertamente hostil à homossexualidade.

- O termo também se aplica a actividades homossexuais, por exemplo, roupas gat-bar-gay.

- Há um homem gay que é gay.

- Homem homossexual desde 1970.

- Também é usado como uma atitude irrisória - era assim

- É um insulto genérico entre os jovens (17-43).

SECÇÃO 6

MISCALAENOUSES:-

1\ SEXO ORAL:-

- Wide spread among heterosexuals and homosexuals.

- A maior parte das pessoas sexualmente activas vai a isso um dia.

- Nos EUA, um estudo revelou que 90,8% dos homens com idades compreendidas entre os 25 e os 44 anos já tinham praticado sexo oral com uma mulher e 88,8% das mulheres do mesmo grupo etário já o tinham feito com homens.

- Os benefícios ou aspectos positivos do exercício incluem a ajuda às mulheres para atingirem o clímax e aos homens para terem uma ereção.

- Muitas pessoas preocupam-se com as infecções? É possível contrair SIDA - Clamídia - Gonorreia - Vírus do papiloma humano - Hepatite e sífilis.

TIPOS:-

- Cunnilings- estimulação oral da vagina, vulva e clítoris de uma mulher.

- Fellatio- estimulação do pénis do homem.

- Nippling⁻ chupar os mamilos de uma parceira.

- Chupando os dedos dos pés do parceiro com os lábios e a língua...

- Evitar o sexo oral para prevenir a infeção por via oral(17).

2\ POSIÇÕES SEXUAIS:-

- As posições são adoptadas para as relações sexuais ou outras actividades sexuais.

- As relações sexuais envolvem a penetração do corpo de uma pessoa por outra.

- 3 categorias de sexo a\coito vaginal b-coito oral que depende da carícia oral do pénis ou da vagina com a boca do parceiro...c\coito anal9inserção do pénis no ânus).

- O texto histórico medieval dedicado às posições sexuais é conhecido como o espelho do Coito.

- As posições envolvem a inserção do pénis ou de outro falo (strep- on-dildo) na vagina ou no ânus.

POSIÇÕES SEXUAIS VAGINAIS :-

1\penetrar o parceiro por cima com entrada pela frente- uma posição básica e os participantes ficam de frente um para o outro. A posição é ideal para o coito vaginal.

2\penetração por trás é usada tanto para sexo vaginal como para sexo anal. É um estilo canino em que o parceiro penetrante se insere por trás...

3\mulher por cima \cowboy ou cow\girl posição usada para ambas as penetrações desde que o parceiro penetrante se deite de costas.

4\sentado e ajoelhado:- o parceiro penetrante senta-se com as pernas esticadas e o parceiro recetor senta-se por cima e envolve as pernas à volta do parceiro penetrante (bater).O parceiro penetrante senta-se numa cadeira e o parceiro recetor (lap dancing). 5\ em pé> ambos os parceiros ficam de frente um para o outro e envolvem-se em sexo e têm de igualar as suas alturas. Se a mulher estiver de costas para uma parede para manter as investidas sólidas. O penetrador fica de pé e a parceira recetora envolve os braços à volta do seu pescoço e as pernas à volta da sua cintura, expressando tanto a vagina como o ânus ao pénis do homem.

POSIÇÕES DE SEXO ANAL:-

- A mulher por cima retira a pressão do seu abdómen e permite que a parte de cima controle a profundidade e a frequência das investidas.

- A mulher deitada de costas mantém uma pressão baixa sobre o abdómen.

- De lado:- a mulher mantém a pressão sobre o abdómen.

- Colherada:- popular na gravidez.

- Sentado: monta o parceiro sentado aliviando a pressão no seu estômago.

POSIÇÕES DE SEXO ORAL :-

- A estimulação genital por via oral é penetrativa ou não penetrativa.

- Um parceiro faz cunilíngua e o outro faz felação.

- Sessenta e nove (69) é uma estimulação de sexo oral entre duas pessoas e chama-se 69. Cada parceiro pode ser um homem ou uma mulher deitados lado a lado ou deitados um em cima do outro ou de pé com um parceiro a segurar o outro de cabeça para baixo.

- Anilingus:- também conhecido como lambidelas no rabo - lambidelas no rebordo - sexo anal - sexo oral e lambidelas no rebordo ou mexer a salada.

- Outras actividades incluem dedilhar a vagina e o ânus e chocadeira para proporcionar dedilhar simultaneamente a vagina e o ânus.

- As posições não operatórias incluem: - masturbação mútua - estimulação do pénis e do clitóris ou da vagina nas mulheres, para além de "dry humping" - frottage enquanto vestida, o que é comum no estilo de dança (grinding) e punheta para estimulação manual do pénis ou da vagina do parceiro.

- O foot job utiliza o pé para estimular o pénis.

- Relações sexuais mamárias: usar os seios em conjunto (nozes) para estimular o pénis através do decote.

- Axilares: pénis na axila.

- Controlo do orgasmo através da masturbação(23).

GRUPO SEXO:-

- Penetração múltipla: uma pessoa é penetrada sexualmente várias vezes em simultâneo. Envolve 2 a 5 parceiros. Esta prática é popular na pornografia, mas é difícil dizer se goza de alguma popularidade significativa fora dela.

- Dupla penetração:- uma pessoa penetrada por dois objectos. É proporcionada por dois pénis que penetram na vagina e o terceiro no ânus ou vice-versa, um pénis no ânus, um na vagina e outro na boca.

LIMITAÇÕES FÍSICAS:-

I\diferentes posições sexuais resultam em diferenças na profundidade da penetração sexual e no ângulo de penetração.

2\As limitações físicas ou deficiências limitam as posições sexuais.

3\a diferença de altura dos parceiros não é compatível com as posições de pé(49).

COMENTÁRIOS SOBRE SEXO ANAL:-

uma tentativa de examinar o que eles dizem sobre o sexo anal a partir das suas experiências físicas:-

- Maravilhoso... o que mais se pode desejar do que um pénis dentro de... ... ótimo... - experimenta com suavidade.

- Estou com a minha mulher há 17 anos e fizemos sexo vaginal, oral e anal. Ela gostava de sexo anal, desde que eu fizesse com cuidado e usasse lubrificante para evitar sangramento rectal.

- Um namorado apresentou-me ao sexo anal - até essa altura fazia sexo oral e vaginal. Acho-o fantástico. Faço-o com o meu marido e atinjo o orgasmo estimulando o clítoris durante o sexo anal.

- É uma sorte... é muito doce. Gosto muito dele.

- Adoro a forma como o meu namorado se sente em mim, mais do que os meus namorados de tamanho médio. Ele atinge pontos que eu nunca soube que existiam.

- A minha mulher e eu gostamos de sexo anal em que eu a penetro e o melhor sexo acontece quando ela me penetra.

- Ela usa um dildo strip-on- que está sempre ereto, ao contrário do meu pénis.

- Não há nada de errado com o sexo anal, para mim é fantástico, com orgasmos fortes e sensações intensas. Certifica-te de que estás limpo, lubrificado e relaxado.

- A minha mulher enfia-me o seu plug anal no ânus durante os preliminares e satisfazemo-nos analmente ao mesmo tempo.

- Imoral e impuro.

- Porque é que temos lubrificante natural da vagina e não do ânus?

- O sexo anal foi criado pelo homem e não existe nem nos animais nem nas plantas. Temos a certeza de que o homem não desfruta do prazer do sexo de outra forma que não seja através da vagina.

- Depende da constituição da mulher e do seu estado de espírito - o sexo anal aumenta o prazer e proporciona uma experiência mais intensa

- É uma fantasia de menina marota - controlar coisas ou simplesmente divertir-se a fazer algo visto como perverso ou diferente.

- Eu faço sexo anal e só de pensar nisso fico com as cuecas molhadas.

- Sou uma mulher de 45 anos e nunca tive esse privilégio. Quero experimentar desde que me lembro. Parece que vou ter uma oportunidade em breve e mal posso esperar?

CONTAS ANALÓGICAS

- As bolas anais são brinquedos sexuais constituídos por várias esferas ligadas entre si em série e inseridas continuamente no reto, sendo depois retiradas a velocidades variáveis, consoante o efeito pretendido para aumentar o clímax.

- Os utilizadores de missangas têm uma boa sensação ao passar as bolas pelo esfíncter do ânus.

- As pérolas são feitas de silicone - plástico, borracha, látex - vidro ou metal e terminam com uma pega para puxar e são feitas de diferentes tamanhos, sendo desejável 45 mm.

- Os nervos que terminam no esfíncter permitem a sensação durante a inserção ou remoção.

- As missangas são utilizadas por ambos os sexos e por todas as orientações sexuais.

- Em caso de rutura do fio, pode ficar uma bola dentro do reto ????(Wikipedia)

BRINQUEDOS SEXUAIS:

- são objectos ou dispositivos que ajudam o prazer sexual humano.

- Muitos brinquedos assemelham-se aos órgãos genitais humanos e podem ser vibratórios ou não vibratórios.

- Os termos alternativos são "brinquedo para adultos" ou "ajudas conjugais".

- A ajuda conjugal é aplicada a drogas e ervas que melhoram ou prolongam o sexo.

- Os vibradores são dispositivos utilizados para a estimulação sexual da vagina e do ânus - feitos de silicone ou borracha.

- Os riscos dos brinquedos tóxicos estão a surgir.

- Disponível em pontos de venda comerciais em muitos países

FISTING E HANDBALLING:-

- Atividade sexual que envolve a inserção de uma mão na vagina ou no reto.

- Pode ser efectuada com ou sem parceiro (auto)

- Pato silencioso (a faturação do pato é uma inserção manual em que a mão tem a forma de um bico de pato).

- São utilizados lubrificantes para facilitar a inserção dos dedos. O duplo fisting da vagina e do ânus proporciona prazer.

- O fisting vaginal causa morte por embolia aérea.

- A entrada de ar na vagina é fatal, especialmente durante a gravidez.

- O fisting anal provoca lesões e, se não for tratado, pode levar a complicações letais.

- Podem existir riscos de perfuração colorrectal.

- A introdução de objectos duros no ânus provoca um traumatismo da mucosa rectal e aumenta a suscetibilidade à infeção, em especial à hepatite B.

- As estrelas porno praticaram o ato e num filme de 1978 - Candy Stripers - houve duas cenas de fisting (1-45).

TATUAGEM:

- Uma forma de modificação do corpo feita através da inserção de tintas não comestíveis na camada derme da pele para alterar o pigmento.

- Refere-se ao Samoano Tata no estrangeiro Capitão Cock em 1769

- É praticada há muitos séculos em todo o mundo

- AINA- os povos indígenas do Japão tinham tatuagens faciais. Também se vê nos berberes do Norte de África, nos maoris da Nova Zelândia, nos hauçás da Nigéria e nos árabes da Turquia.

- É também comum em grupos tribais de Taiwan, Filipinas, África, América do Norte e Europa.

- As artes continuam a ser populares em muitas partes do mundo.

- Em 1990, torna-se um elemento dominante da moda ocidental global, comum a ambos os sexos, desde o final da adolescência até à meia-idade

- Nos EUA, 2 em cada 5 pessoas tinham tatuagens

- A tatuagem é uma prática euro-asiática desde o Neolítico

- São reconhecidos 5 tipos:-

1\tatuagem traumática- tatuagem natural resultante de lesões.

2\Tatuagem amadora - tatuagem profissional

4\Tatuagem cosmética

5\ Tatuagem de maquilhagem permanente.

- Na tatuagem traumática, os mineiros de carvão desenvolvem tatuagens devido à poeira de carvão que entra nas feridas e, por inalação, desenvolvem antracose nos pulmões.

- Tatuagem gengival resultante da aplicação de amálgama durante a obturação dentária.

- Tatuagem profissional amadora: a tatuagem serve para marcar um estatuto ou uma posição, é um símbolo de devoção religiosa e espiritual, uma decoração de coragem, uma atração sexual, uma marca de fertilidade, uma promessa de amor ou um castigo.

- Tatuagem atual por razões estéticas, sentimentais, religiosas e mágicas

- É também utilizada para a identificação de grupos, por exemplo, bandos criminosos ou grupos étnicos específicos.

- As tatuagens são utilizadas na identificação de pessoas nos campos de concentração nazis durante o Holocausto.

- Maquilhagem cosmética permanente para esconder ou neutralizar a descoloração da pele.

- Tatuagem médica para cobrir doenças de pigmentação da pele (psoríase)

- A popularidade das tatuagens tem vindo a aumentar em muitas partes do mundo - América do Norte e América do Sul.

- no Japão, as tatuagens estão associadas a organizações criminosas - tatuagem de corpo inteiro.

- Nos EUA, os prisioneiros e os bandos criminosos utilizam tatuagens distintivas para indicar o seu comportamento criminoso.

- Não é coerente

- Visão cristã da tatuagem.

- O Islão considera-o proibido e o Profeta Maomé proibiu a mutilação ou a mutilação dos corpos. Os muçulmanos sunitas consideram-na proibida e um pecado, uma vez que implica a alteração da criação de DEUS.

- A remoção é efectuada por tratamento a laser.

- As tatuagens de Hinna e as manchas de nitrato de prata que aparecem quando expostas à luz podem demorar até 2 semanas a desaparecer da pele. O nitrato de prata é tóxico para a pele e deve ser evitado.

- Os instrumentos utilizados na tatuagem podem propagar a infeção

RISCOS PARA A SAÚDE:-

I\quebras- abrasões e feridas na pele são possíveis vias de infeção e reacções alérgicas.

2\ a utilização de equipamento não esterilizado predispõe a dermatites- herpes-tétano- infecções piogénicas e micóticas

3\Os riscos da tatuagem são descritos como histológicos não reactivos.

4\reacções alérgicas estão documentadas e é possível a ocorrência de hematoma(7-8)

CONSUMO DE DROGAS: -

- A toxicodependência ou abuso de substâncias é um padrão desadaptativo de consumo de uma droga que não é considerada dependente.

- Não se limita às drogas que alteram o humor ou psicoactivas.

- As drogas incluem o álcool, as anfetaminas, os barbitúricos, a cocaína, a metaqualona e os opiáceos. O consumo destas drogas conduz a sanções penais e a possíveis danos físicos, sociais e psicológicos.

- A utilização abusiva de medicamentos é feita através de receitas médicas com eficácia clínica, mas com potencial de abuso e efeitos adversos conhecidos associados à utilização incorrecta. O abuso de drogas, incluindo o álcool, pode levar a problemas sociais - morbilidade - lesões - sexo desprotegido - violência, por exemplo, sedativos - analgésicos e estimulantes.

TRATAMENTO:-

O tratamento da toxicodependência é fundamental.

Uma intervenção formal para convencer o agressor a submeter-se a qualquer forma de tratamento.

As intervenções comportamentais e os medicamentos têm ajudado muitas pessoas a reduzir ou a deixar de consumir drogas.

Surgiram várias intervenções baseadas em factos comprovados:-

1\terapia comportamental conjugal.

2\entrevista de motivação.

3\ abordagem de reforço comunitário.

4\ terapia de exposição.

5\ Gestão de contingências.

6\terapia farmacológica

*Parar o abuso de substâncias pode reduzir os riscos de morrer cedo e também reduzir os riscos de saúde como doenças cardíacas⁻ doenças pulmonares e acidentes vasculares cerebrais (Wikipedia)

CLONAGEM HUMANA:

- Produção de uma cópia geneticamente idêntica de um ser humano.

- A clonagem é uma questão extremamente controversa.

- Termo que se refere à clonagem artificial de seres humanos.

- Na clonagem terapêutica, as células clonadas formam um adulto para utilização na medicina (área de investigação ativa)

- No que respeita à clonagem reprodutiva, existe uma possibilidade teórica de, em combinação com a clonagem terapêutica e reprodutiva, substituir por clonagem partes do corpo extensamente danificadas.

- É objeto de especulação em muitos países

- O processo é considerado seriamente em 960.

- Em 17 de janeiro de 2004, um médico americano transferiu um embrião clonado para uma mulher de 35 anos e a tentativa falhou.

- Os defensores da clonagem terapêutica humana afirmam que esta poderia fornecer células geneticamente idênticas para a medicina de regeneração e tecidos e órgãos para transplante. As células e os tecidos não induzirão uma resposta imunitária (rejeição artesanal).

As áreas que beneficiam da prática incluem doenças graves, por exemplo, cancro, doenças cardiovasculares, diabetes, melhoria do tratamento de queimaduras e cirurgia estética.

Permite que pais férteis sem filhos tenham filhos.

É sugerido para evitar o processo de envelhecimento humano.

Utilização de células estaminais de embriões clonados para reparar a depleção celular relacionada com a senescência celular.

Provoca implicações de natureza ética resultantes de alterações na forma da estrutura familiar, complicando o papel da parentalidade numa família de relações de parentesco complicadas, por exemplo, a mulher dadora de ADN seria o clone de gémeos genéticos em vez da mãe????

No Islão, a clonagem humana é proibida e, em 1987, foi emitida uma fatwa afirmando que a clonagem é haram. Já a Igreja Católica Romana considera a prática da clonagem humana uma grave ofensa à dignidade das pessoas(46-47).

REFERÊNCIAS

1\Adding ton-D- A hand in the bush- the final art of vaginal fisting. ISBN 1-890159-02-6- Dec.1998- (Deborah Adding ton e Norman Mathew 18\2\2000)

2\Arthur P Wolf- Wilson-H- Durham: Inbreeding- incest and the incest taboo-the state of the knowledge at the turn. Standford University Press-1 edição -novembro de 2004.

3\Baily- J.Michael:2003- The man who would be Queen-The science of Gender- Bending and Transexualism- Joseph Henry Press-1SBN.

4\Blancha ι τ fO fenómeno she male e o conceito de autoginefilia parcial- Journal of sex and marital therapy-1993.

5\Briana Weedcock: Disciplinando o casamento - género - poder e resistência - comunicação apresentada na reunião anual da Associação Americana de Sociologia - 14 de agosto de 2004.

6\Blanchard R-and Collins P: Homens com interesse sexual em transversalidades- transexuais e she males.1993- Journal of Nervous and Mental Diseases.

7\Buckland- A.W. On Tattooing.1887-Journal of the Royal Anthropological institute of Great Britain and Ireland-1887\12- p.328.

8\Caplon - Jane. Written on the body the Tattoo in European & American History.Princeton University Press- June12\2000- lSBN- 10:9780691057231. lSBN-13:9780691057231.

9\Carol Grone man: Ninfomania uma história.(Don Juanismo)- Nova Iorque 2000-lSBN:0-393-04838-1

10\Craw ford D.A.: Circuncisão, uma consideração de algumas das controvérsias. Journal of Child Health Care 2002 Dec-6- p.259-70.

11\Clark. Russell. Hatfield e Elaine: Gender differences in respectively to sexual offers.J.of physiology and human sexuality-vol.2(1) 1989. Haworth Press.

12\Concerted Diphallia - relato de caso e literatura - Journal of Indian association of Pediatric surgeons.

13\Dietrich Barley: Homossexualidade e a tradição cristã ocidental.- O Matrimónio Perfeito -de Samael Aun Wear-1950- revisto e publicado em 1961.

14\Friedman- Richard- Downy: Homosexuality. The New England Journal ofMedicine- 331:923-930= Oct.5 1994.

15\Gallagher- Maggie: Para que serve o casamento? The public purpose of marriage law.2001- disponível em http\www marriage movement organization.

16\Joshua Lederberg: Experimental Genetics and Human Evolution.The American Naturalist:vol.100 no915- set.-0out.1966-Universidade de Chicago.

17\Kruger- e Kolpan: Impacto da pornografia na internet- journal of Child Custody 10-1-68-99- 2013.

17a\Legman- Garson: 0ragenitalismo- Técnicas orais na excitação genital. Amazon com.- publicado por Julian press 1969 (ASIN:Booo6CF5RU)

18\Lever- Fredrick- Pepleu: Does Size matter. Homens e mulheres opiniões sobre o tamanho do pénis ao longo da vida.Tha Canadian Journal ofMedicine and Surgery.

19\George C. Demniton- Fredrick - Mansfield: Entendendo a circuncisão uma abordagem multidisciplinar. Amazon com. -published Dec.15-2001(ISBN-10:030647011)(ISBN-13:978-0306467011)

20Mason- RT e Crew D: female mimicry in garter snakes.l985-Nature 316.

21\Mackinnon - Catherine: Feminism Unmodified Discussions on Life and Law.-Harvard University Press- Janl 1988(Amazon Com. Books).

22\ Master- Johnson: Inadequação sexual humana.Postgraduate Medical Journal-Aug.1971- 47(550)- 562-571.

23\Michael Marks- R.Fraley:The sexual double standard fact or fiction.sex roles vol.52- no 3-4 Feb. 2005- p.175-185.

23\Michael R. Solomon: The mirror of coitus.(1990) ou speculum al foderi- um texto descoberto em1970- um tratado medieval que descreve a arte das posições sexuais.-ISBN-O-940639-48-3.

24\Ponchielli- Mondaini- Bonafa: Comprimento e circunferência do pénis - matéria de amor produzida pela rádio Netherland em todo o mundo (pénis - forma e tamanho)

25\Kaplan M S- Kruger RB: Diagnóstico - Avaliação e tratamento da Hiper sexualidade..: Current Opinion in Psychiatry- Nov.2010- vol23- issue6-p570-573- editado por Dieta Naber ans Haro;d

Pincus.

26\Kinsey AC-Pomerosy- and Martin: Sexual Behavior In the Human Male..: W.B. Saunders Co.-1948-Psicologia.

27\Gage- Brandon AJ: The polygyny divorce relationship.:Journal of Marriage and the family-54(2)285-292.

28\Nakations in the New York Time; NO shoes- no shirt -no worries...:(Adriana Zehbraukas)- April 27 2008.

29\R. Blanchard: o fenómeno she male e o conceito de autoginefilia parcial.1989 the journal of Nervous and Mental disease177- 616623.

31\Patricia A. Gowaty: Evolução do sexo- um novo olhar sobre a monogamia. Wikipedia enciclopédia livre.

32\Robert Appleton comp.: The History of Marriage: Wilipedia.

33\Rapport- Yusuf: Marriage- money-and divorce in Medieval Islamic society. Cambridge University Press- studies in Islamic civilization-ISBN: 9780511110221.

34\Schmitt- Arna- Sofer: Liwat in Figh. : Wikipedia- Figh Alsuna.(Árabe)

35\Van Javari & Anise; Instruções morais dos muçulmanos sobre a homossexualidade. Pontos de vista islâmicos sobre a Sodomia.

36VWrana.P.; Historical review circumcission: Journal of Michigan State Medical Society-1950-49-573-4.578- Archives of Pediatrics 1939.

37\Waite- Roger: Grã-Bretanha no topo das ligas de sexo casual.: dec.1-2008 Times on line.

38\Smith- Dennis Craig :

A criança nua - os efeitos a longo prazo da nudez social na família: Wikipédia.

39\DEL Romero: Avaliação dos riscos de transmissão do VIH através de relações sexuais não protegidas: US National Library of Medicine-AIDS 2002 Jun.14- 16(9) 1296-7.

40\Richard Ruddily: A civilização perdida da idade da pedra..: Diário de viagem 1998 Inglaterra\Escócia-Maio12\13 1998.

41\Weinburg MS- William CJ:2009-homens sexualmente interessados em mulheres trans a incorporação de género e a construção do desejo sexualJournal Sex Research 2009 jun.

42\Wellington K.- Collumbiem M.- Sley maker E.(2006) sexual behavior in context a global perspective- Lancet 368 (9548) 1706-28.

43\ William J- vGehrke: Erotic is not pornography.Tech. mit. edu.:vol. 116-issue65- Dec. 10-1996.

44\Vitting Hoff: riscos por contacto da transmissão do vírus da imunodeficiência humana entre parceiros sexuais masculinos..: Biblioteca Nacional de Medicina dos EUA: Am J. Epidem. -1989 Aug.1- -150(3) 306.

45\Reasy D- Elsie J: abuso sexual e morte de uma senhora idosa por fisting.:Wikipédia.

46\ Will Knight: Ovelha Dolly morre jovem..: Wikipedia- New Scientist

47\Perguntas e respostas do Islão: decisão sobre a clonagem de seres humanos: Fatwa n° 21582\Majm al Figh al Islamyyah p.216-220.

49\Partridge -Gurga : A History of Orgies: publicado em 1 de junho de 2002 pela Prion.(publicado pela primeira vez em 1958) 50\The New York Times: Cronologia do Nudismo e da Nudez- Tues. junho 2013.

LIVROS:

51\Desmond Moris: O Zoo Humano.

52\Alcamo: Fundamentos de Microbiologia

53\David G.- RB Slock- JF Patellae: Microbiologia médica

54\Munched e outros ; Fisiologia humana

55\Sunnel: Anatomia humana.

RECONHECIMENTO:

Gostaria de reiterar que este trabalho se destina exclusivamente aos nossos estudantes da faculdade de medicina e ciências afins e agradeço humildemente ao Dr. Ahmed Hussein Imam, que reviu com entusiasmo o projeto preliminar e fez bons comentários, e também ao Sr. Eissa Al-dyae - especialista em língua inglesa - pela revisão do texto.

Os meus agradecimentos ao Dr. Mirghani Gamer, Diretor do Ministério dos Recursos Animais, Florestas e Campos de Golfe, pela sua ajuda indispensável para a impressão e fotocópias. O Prof. Dr. Osman Mansour fez a revisão final do texto e foi autorizado a publicar este trabalho.

Esta obra não é comercial e espero que possam ser disponibilizados exemplares a baixo custo para os estudantes visados

APÊNDICE:

A proposta de apresentação deste trabalho tem por objetivo orientar os membros do pessoal da Universidade de Al-Imam Almahdi-

O título da obra diz: - X-SMART SCIENCE ------ (Promiscuidade Avenue to Venereal Diseases)

Esta não é uma noite sexy, apesar de a época das chuvas ter acabado, não vejo nuvens que mostram chuvas. Há criação de gado no céu e, se os desejos fossem cavalos, os mendigos, os oportunistas, os promíscuos e os vendedores de dinheiro cavalgariam até onde ela (símbolo) pudesse fazer nascer o sol e parar as chuvas???? Aqueles que se alimentam do caldeirão borbulhante e soprado ou da ambrósia - todos os perfumes da Arábia não lavam as suas unhas imundas e Bint El-Sudan nunca desodoriza as suas mãos. Bint El-Sudan é um perfume cosmético feminino utilizado para a preparação de uma emulsão perfumada (khumra), que ostenta um logótipo de uma adolescente de peito nu com uma saia de pele de cabra e que representa provavelmente o epítome da pornografia soft-core.

Nesta apresentação pretendo fazer um resumo do assunto e agradeço com grande preocupação todos os esforços e apoios que possam fazer emergir uma nova ciência genuína e sólida de sex smart Esta ....área não está em risco no que diz respeito à vida sucessivo de eventos. Este é o meu prospetor para lançar a ciência do sex smarting para manter o desempenho mental e físico e a capacidade dos nossos alunos.

o título da obra é objeto de deliberações amigáveis -

1\ Avenida da promiscuidade para as DST.

2\Avenida da Promiscuidade para as Doenças Venéreas.

3\Ciência inteligente do sexo.

4\ X- ciência inteligente.

@ a obra é dedicada a uma senhora sudanesa cuja incidência do assassinato marca o outro lado da lua.

Esta obra destina-se essencial e exclusivamente a médicos, estudantes de medicina e outras ciências afins.

PRELÚDIO:-

- O sexo é um processo de combinação e mistura de traços genéticos que resulta num organismo especial numa variedade masculina e numa variedade feminina.

- A reprodução sexual envolve a combinação de gâmetas para formar uma descendência que herda caraterísticas de ambos os progenitores.

- Macho: espermatozoide e fêmea:óvulo\ovo.

- Os organismos que produzem simultaneamente gâmetas masculinos e femininos são denominados hermafroditas - mais tarde podem mudar de sexo.

- As diferenças físicas estão associadas aos diferentes sexos de um organismo e este dimorfismo sexual afecta os diferentes processos reprodutivos que os sexos experimentam.

- O sexo é uma necessidade - uma afirmação famosa.

- O casamento constrói uma família construtiva e produtiva, em paralelo com os ensinamentos islâmicos.

- O material pornográfico de apoio não é adequado para análise pública e as imagens de distração são excluídas.

- A piscina do sexo não tem uma profundidade ou dimensões definidas. É difícil explorar pistas relacionadas com o sexo e fazer um juízo sólido devido ao secretismo e à privacidade demonstrados pelos doentes.

- O abuso do sexo é paralelo à civilização humana e à interação socioeconómica da comunidade.

- O mundo de hoje é uma pequena aldeia e os media potenciaram as comunicações e facilitaram a disponibilidade e acessibilidade a material pornográfico.

- Espera-se que a orientação sexual seja explorada pela clonagem humana

- Os condicionalismos da senilidade são mais limitativos do que impeditivos.

- A impotência e o climatério são uma grande preocupação dos idosos.

- A natureza é um antagonismo e se os anciãos continuarem a reproduzir-se de forma dinâmica, o resultado será uma enorme confusão intolerável.

- Falta de educação sexual física: este domínio conduz a desvios e abusos sexuais e continua a ser uma responsabilidade nacional. Não necessita de um contra-irritante ou de um êxtase que não seja o de aproximar a educação sexual da realidade.

- Em virtude da religião islâmica, somos uma comunidade conservadora de nascença e, para restabelecer esta situação, temos de explorar estes desregramentos e fornecer um remédio consistente para neutralizar as imagens negativas atualmente existentes na nossa comunidade.

- Todos os tipos de relações sexuais são possíveis de transmitir doenças sexualmente transmissíveis.

-

O CONTEÚDO:-

Secção 1:-

- Promiscuidade.

- Comportamento sexual.

- Funções reprodutivas.

- Personagens sexuais secundárias.

- Funções diferentes da atividade sexual.

- Tamanho do pénis humano.

- Diphallia (agenesia).

- Pénis africano (origem da raça humana\ distribuição da melanina)

- Herofrodismo.

- Circuncisão.

- Ninfomania.

SECÇÃO2:

- O casamento.

- Divórcio.

- Incesto.

- Casamento entre pessoas do mesmo sexo.

- A mulher e a prostituição.

- Sodomia.

- Sexo anal.

- Heterossexismo.

- Travesti.

- Naturismo e nudismo.

- A passar.

    Nádegas.

SECÇÃO 3

- Doenças venéreas.

- Doenças de contacto.

- SIDA E HEPATITE.

SECÇÃO4:- Condicionantes senis:-

- Impotência.

- Climatério.

SECÇÕES

- Pornografia.

- Economia da indústria do sexo.

- Vício em pomada.

- A homossexualidade.

SECÇÃO6:-

- Sexo oral.

- Posições sexuais.

- Sexo em grupo.

- Comentários sobre sexo anal.

- Contas anais.

- Brinquedos sexuais.

• Punhos - escancaramento e golpes de mão.

  Tatuagem.

- Consumo de drogas.

- Clonagem humana.

@ Espero que fiquem melhor e mais fortes do que estão agora e que este esforço possa fazer com que a educação sexual clássica seja considerada como um desafio dominante e ofereça boas oportunidades para ambos os sexos e espero que a minha lógica não seja desejável para um sentido percetivo e sustentável entre vós para ultrapassar esta situação crítica.

Esta é uma oportunidade nua e crua - pode criá-la - fazê-la crescer - montá-la - concebê-la e trabalhá-la na medida em que seja essencial para o sucesso.

Gostaria de vos agradecer cordialmente por este encontro notável e garanto-vos que, quando se recolherem às vossas camas, não vão sonhar nem assistir a ilusões sexuais.

@ Ironicamente, admito que, ao obter um exemplar desta obra, verá os demónios no seu interior e poderá contrastar e comparar os males da escravatura e da pornografia - ambos são praticamente gémeos idênticos no que diz respeito à fisionomia e ao comportamento.

@deixe-nos desfrutar em conjunto da galáxia da experiência e da excelência no coração deste continente?

@vocês, cidadãos deste país sempre amado - não estou a assustar-vos, tanto quanto não tenho39 ou 69 passos para subir-descender e balançar   Este é o meu único e abrangente método sociocientífico

coisas de cristal. Aceitar ou ignorar? Ou retirá-la sem uma resposta ou um gesto inteligente? Não me sinto humilhado, embaraçado ou envergonhado, seja em que circunstâncias for.

Espero que este encontro desenvolva um sentimento de euforia entre esta elite fascinante   e consideremos esta atitude como uma

testemunho de glória.

Estejamos conscientes da invasão do secularismo e intensifiquemos esforços fiáveis para contrariar os seus impactos latentes na nossa comunidade...

Espero que permaneçam sempre gloriosos numa atmosfera de serenidade para permitir aos jovens um melhor desempenho e um elevado padrão de comportamento moral correto...

@ Asseguro-vos que este trabalho já não é para controlar o estado da dinâmica sexual. MAS continua a ser perpetuamente perturbador?

Dr. Mohamed Ali Elnur.

Microbiologista.

12\12\2012.

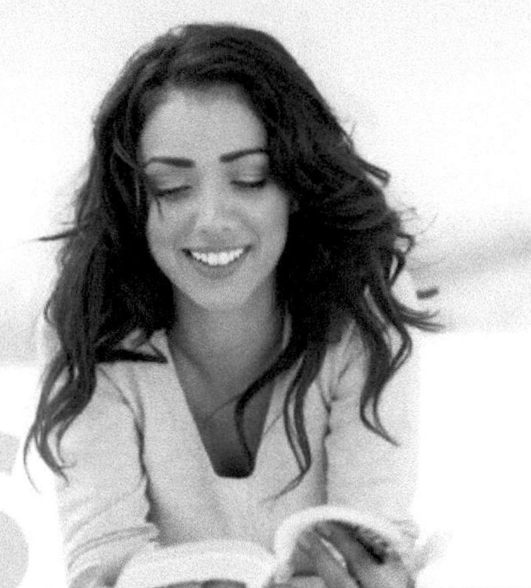

Buy your books fast and straightforward online - at one of world's fastest growing online book stores! Environmentally sound due to Print-on-Demand technologies.

Buy your books online at
www.morebooks.shop

Compre os seus livros mais rápido e diretamente na internet, em uma das livrarias on-line com o maior crescimento no mundo! Produção que protege o meio ambiente através das tecnologias de impressão sob demanda.

Compre os seus livros on-line em
www.morebooks.shop

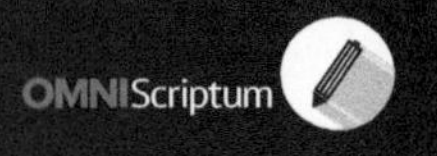

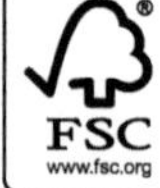

Printed by Books on Demand GmbH, Norderstedt / Germany